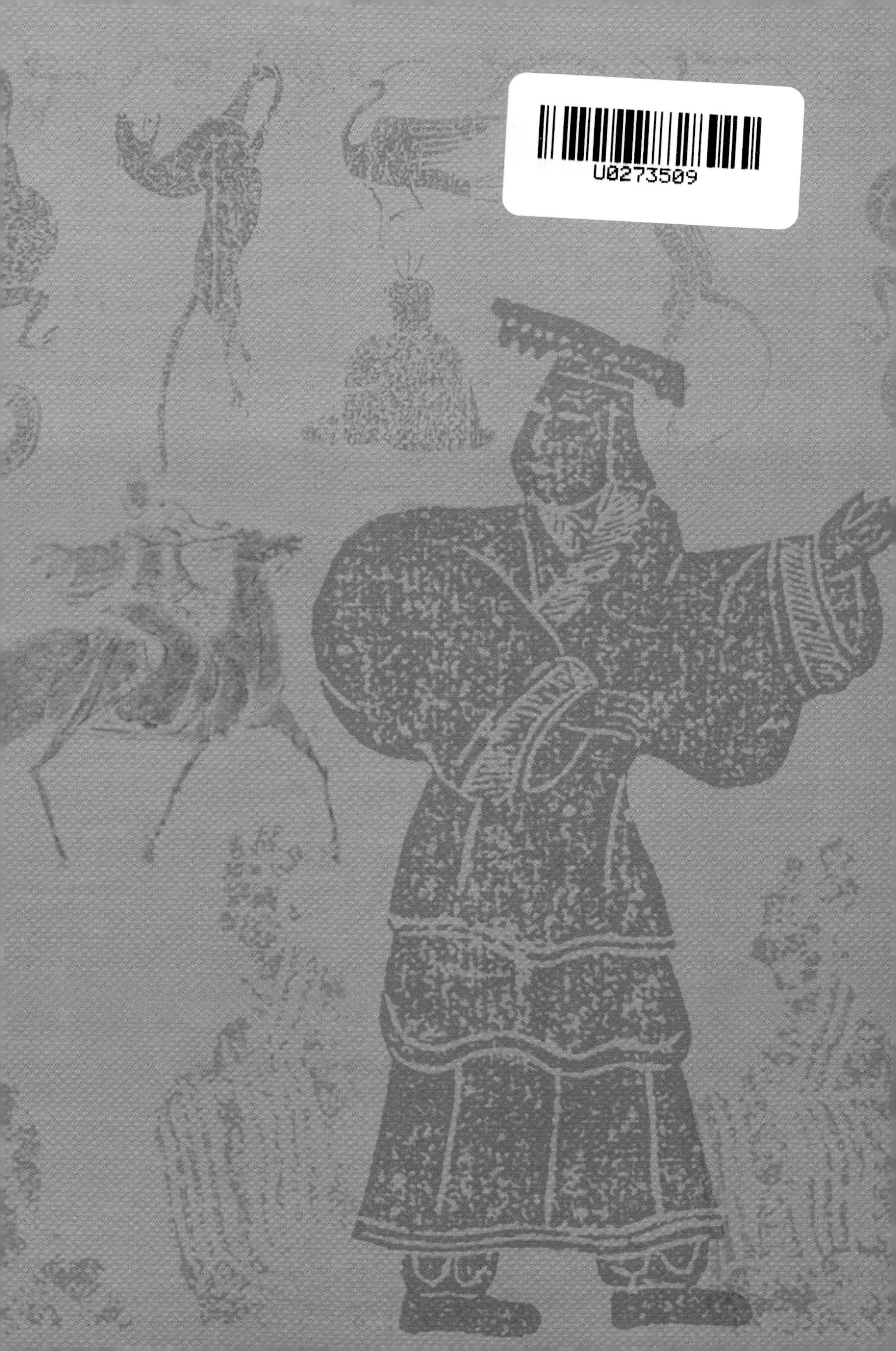

中国古医籍整理丛书

叶氏女科证治

清·叶 桂 撰

施仁潮 叶新苗 段玉新 刘 丹 校注

中国中医药出版社

·北 京·

图书在版编目（CIP）数据

叶氏女科证治/（清）叶桂撰；施仁潮等校注．—北京：中国中医药出版社，2015.1（2021.12重印）

（中国古医籍整理丛书）

ISBN 978－7－5132－2208－2

Ⅰ.①叶…　Ⅱ.①叶…　②施…　Ⅲ.①中医妇产科学－中国－清代　Ⅳ.①R271

中国版本图书馆CIP数据核字（2014）第282932号

中国中医药出版社出版

北京经济技术开发区科创十三街31号院二区8号楼

邮政编码　100176

传真　010 64405721

廊坊市祥丰印刷有限公司印刷

各地新华书店经销

*

开本 710×1000　1/16　印张 19　字数 109 千字

2015 年 1 月第 1 版　2021 年 12 月第 3 次印刷

书　号　ISBN 978－7－5132－2208－2

*

定价　57.00 元

网址　www.cptcm.com

服务热线　010 64405510

购书热线　010 64065415　010 64065413

微信服务号　zgzyycbs

书店网址　csln.net/qksd/

官方微博　http://e.weibo.com/cptcm

淘宝天猫网址　http://zgzyycbs.tmall.com

国家中医药管理局
中医药古籍保护与利用能力建设项目
组织工作委员会

主　任　委　员　王国强

副 主 任 委 员　王志勇　李大宁

执行主任委员　曹洪欣　苏钢强　王国辰　欧阳兵

执行副主任委员　李　昱　武　东　李秀明　张成博

委　　　　员

各省市项目组分管领导和主要专家

（山东省）武继彪　欧阳兵　张成博　贾青顺

（江苏省）吴勉华　周仲瑛　段金廒　胡　烈

（上海市）张怀琼　季　光　严世芸　段逸山

（福建省）阮诗玮　陈立典　李灿东　纪立金

（浙江省）徐伟伟　范永升　柴可群　盛增秀

（陕西省）黄立勋　呼　燕　魏少阳　苏荣彪

（河南省）夏祖昌　刘文第　韩新峰　许敬生

（辽宁省）杨关林　康廷国　石　岩　李德新

（四川省）杨殿兴　梁繁荣　余曙光　张　毅

各项目组负责人

王振国（山东省）　王旭东（江苏省）　张如青（上海市）

李灿东（福建省）　陈勇毅（浙江省）　焦振廉（陕西省）

蔡永敏（河南省）　鞠宝兆（辽宁省）　和中浚（四川省）

项目专家组

顾　问　马继兴　张灿玾　李经纬

组　长　余瀛鳌

成　员　李致忠　钱超尘　段逸山　严世芸　鲁兆麟
郑金生　林端宜　欧阳兵　高文柱　柳长华
王振国　王旭东　崔　蒙　严季澜　黄龙祥
陈勇毅　张志清

项目办公室（组织工作委员会办公室）

主　任　王振国　王思成

副主任　王振宇　刘群峰　陈榕虎　杨振宁　朱毓梅
刘更生　华中健

成　员　陈丽娜　邱　岳　王　庆　王　鹏　王春燕
郭瑞华　宋咏梅　周　扬　范　磊　张永泰
罗海鹰　王　爽　王　捷　贺晓路　熊智波

秘　书　张丰聪

前言

中医药古籍是传承中华优秀文化的重要载体，也是中医学传承数千年的知识宝库，凝聚着中华民族特有的精神价值、思维方法、生命理论和医疗经验，不仅对于传承中医学术具有重要的历史价值，更是现代中医药科技创新和学术进步的源头和根基。保护和利用好中医药古籍，是弘扬中国优秀传统文化、传承中医学术的必由之路，事关中医药事业发展全局。

1949 年以来，在政府的大力支持和推动下，开展了系统的中医药古籍整理研究。1958 年，国务院科学规划委员会古籍整理出版规划小组在北京成立，负责指导全国的古籍整理出版工作。1982 年，国务院古籍整理出版规划小组召开全国古籍整理出版规划会议，制定了《古籍整理出版规划（1982—1990）》，卫生部先后下达了两批 200 余种中医古籍整理任务，掀起了中医古籍整理研究的新高潮，对中医文化与学术的弘扬、传承和发展，发挥了极其重要的作用，产生了不可估量的深远影响。

2007 年《国务院办公厅关于进一步加强古籍保护工作的意见》明确提出进一步加强古籍整理、出版和研究利用，以及

“保护为主、抢救第一、合理利用、加强管理”的方针。2009年《国务院关于扶持和促进中医药事业发展的若干意见》指出，要“开展中医药古籍普查登记，建立综合信息数据库和珍贵古籍名录，加强整理、出版、研究和利用”。《中医药创新发展规划纲要（2006—2020）》强调继承与创新并重，推动中医药传承与创新发展。

2003～2010年，国家财政多次立项支持中国中医科学院开展针对性中医药古籍抢救保护工作，在中国中医科学院图书馆设立全国唯一的行业古籍保护中心，影印抢救濒危珍本、孤本中医古籍1640余种；整理发布《中国中医古籍总目》；遴选351种孤本收入《中医古籍孤本大全》影印出版；开展了海外中医古籍目录调研和孤本回归工作，收集了11个国家和2个地区137个图书馆的240余种书目，基本摸清流失海外的中医古籍现状，确定国内失传的中医药古籍共有220种，复制出版海外所藏中医药古籍133种。2010年，国家财政部、国家中医药管理局设立“中医药古籍保护与利用能力建设项目”，资助整理400余种中医药古籍，并着眼于加强中医药古籍保护和研究机构建设，培养中医古籍整理研究的后备人才，全面提高中医药古籍保护与利用能力。

在此，国家中医药管理局成立了中医药古籍保护和利用专家组和项目办公室，专家组负责项目指导、咨询、质量把关，项目办公室负责实施过程的统筹协调。专家组成员对古籍整理研究具有丰富的经验，有的专家从事古籍整理研究长达70余年，深知中医药古籍整理研究的重要性、艰巨性与复杂性，履行职责认真务实。专家组从书目确定、版本选择、点校、注释等各方面，为项目实施提供了强有力的专业指导。老一辈专家的学术水平和智慧，是项目成功的重要保证。项目承担单位山东中医药大学、南京中医药大学、上海中医药大学、福建中医药大学、浙江省中医药研究院、陕西省中医药研究院、河南省中医药研究院、辽宁中医药大学、成都中医药大学及所在省市中医药管理部门精心组织，充分发挥区域间互补协作的优势，并得到承担项目出版工作的中国中医药出版社大力配合，全面推进中医药古籍保护与利用网络体系的构建和人才队伍建设，使一批有志于中医学术传承与古籍整理工作的人才凝聚在一起，研究队伍日益壮大，研究水平不断提高。

本着“抢救、保护、发掘、利用”的理念，该项目重点选择近60年未曾出版的重要古医籍，综合考虑所选古籍的保护价值、学术价值和实用价值。400余种中医药古籍涵盖了医经、基础理论、诊法、伤寒金匮、温病、本草、方书、内科、外科、女科、儿科、伤科、眼科、咽喉口齿、针灸推拿、养生、医案医话医论、医史、临证综合等门类，跨越唐、宋、金元、明以迄清末。全部古籍均按照项目办公室组织完成的行业标准《中医古籍整理规范》及《中医药古籍整理细则》进行整理校注，绝大多数中医药古籍是第一次校注出版，一批孤本、稿本、抄本更是首次整理面世。对一些重要学术问题的研究成果，则集中收录于各书的“校注说明”或“校注后记”中。

“既出书又出人”是本项目追求的目标。近年来，中医药古籍整理工作形势严峻，老一辈逐渐退出，新一代普遍存在整理研究古籍的经验不足、专业思想不坚定等问题，使中医古籍整理面临人才流失严重、青黄不接的局面。通过本项目实施，搭建平台，完善机制，培养队伍，提升能力，经过近5年的建设，锻炼了一批优秀人才，老中青三代齐聚一堂，有效地稳定了研究队伍，为中医药古籍整理工作的开展和中医文化与学术的传承提供必备的知识和人才储备。

本项目的实施与《中国古医籍整理丛书》的出版，对于加强中医药古籍文献研究队伍建设、建立古籍研究平台，提高古籍整理水平均具有积极的推动作用，对弘扬我国优秀传统文化，推进中医药继承创新，进一步发挥中医药服务民众的养生保健与防病治病作用将产生深远影响。

第九届、第十届全国人大常委会副委员长许嘉璐先生，国家卫生计生委副主任、国家中医药管理局局长、中华中医药学会会长王国强先生，我国著名医史文献专家、中国中医科学院马继兴先生在百忙之中为丛书作序，我们深表敬意和感谢。

由于参与校注整理工作的人员较多，水平不一，诸多方面尚未臻完善，希望专家、读者不吝赐教。

国家中医药管理局中医药古籍保护与利用能力建设项目办公室

二〇一四年十二月

许 序

“中医”之名立，迄今不逾百年，所以冠以“中”字者，以别于“洋”与“西”也。慎思之，明辨之，斯名之出，无奈耳，或亦时人不甘泯没而特标其犹在之举也。

前此，祖传医术（今世方称为“学”）绵延数千载，救民无数；华夏屡遭时疫，皆仰之以度困厄。中华民族之未如印第安遭染殖民者所携疾病而族灭者，中医之功也。

医兴则国兴，国强则医强。百年运衰，岂但国土肢解，五千年文明亦不得全，非遭泯灭，即蒙冤扭曲。西方医学以其捷便速效，始则为传教之利器，继则以“科学”之冕畅行于中华。中医虽为内外所夹击，斥之为蒙昧，为伪医，然四亿同胞衣食不保，得获西医之益者甚寡，中医犹为人民之所赖。虽然，中国医学日益陵替，乃不可免，势使之然也。呜呼！覆巢之下安有完卵？

嗣后，国家新生，中医旋即得以重振，与西医并举，探寻结合之路。今也，中华诸多文化，自民俗、礼仪、工艺、戏曲、历史、文学，以至伦理、信仰，皆渐复起，中国医学之兴乃属必然。

迄今中医犹为国家医疗系统之辅，城市尤甚。何哉？盖一则西医赖声、光、电技术而于20世纪发展极速，中医则难见其进。二则国人惊羡西医之“立竿见影”，遂以为其事事胜于中医。然西医已自觉将入绝境：其若干医法正负效应相若，甚或负远逾于正；研究医理者，渐知人乃一整体，心、身非如中世纪所认定为二对立物，且人体亦非宇宙之中心，仅为其一小单位，与宇宙万象万物息息相关。认识至此，其已向中国医学之理念“靠拢”矣，虽彼未必知中国医学何如也。唯其不知中国医理何如，纯由其实践而有所悟，益以证中国之认识人体不为伪，亦不为玄虚。然国人知此趋向者，几人？

国医欲再现宋明清高峰，成国中主流医学，则一须继承，一须创新。继承则必深研原典，激清汰浊，复吸纳西医及我藏、蒙、维、回、苗、彝诸民族医术之精华；创新之道，在于今之科技，既用其器，亦参照其道，反思己之医理，审问之，笃行之，深化之，普及之，于普及中认知人体及环境古今之异，以建成当代国医理论。欲达于斯境，或需百年欤？予恐西医既已醒悟，若加力吸收中医精粹，促中医西医深度结合，形成21世纪之新医学，届时“制高点”将在何方？国人于此转折之机，能不忧虑而奋力乎？

予所谓深研之原典，非指一二习见之书、千古权威之作；就医界整体言之，所传所承自应为医籍之全部。盖后世名医所著，乃其秉诸前人所述，总结终生行医用药经验所得，自当已成今世、后世之要籍。

盛世修典，信然。盖典籍得修，方可言传言承。虽前此50余载已启医籍整理、出版之役，惜旋即中辍。阅20载再兴整理、出版之潮，世所罕见之要籍千余部陆续问世，洋洋大观。

今复有“中医药古籍保护与利用能力建设”之工程，集九省市专家，历经五载，董理出版自唐迄清医籍，都400余种，凡中医之基础医理、伤寒、温病及各科诊治、医案医话、推拿本草，俱涵盖之。

噫！璐既知此，能不胜其悦乎？汇集刻印医籍，自古有之，然孰与今世之盛且精也！自今而后，中国医家及患者，得览斯典，当于前人益敬而畏之矣。中华民族之屡经灾难而益蕃，乃至未来之永续，端赖之也，自今以往岂可不后出转精乎？典籍既蜂出矣，余则有望于来者。

谨序。

第九届、十届全国人大常委会副委员长

許嘉璐

二〇一四年冬

王 序

中医学是中华民族在长期生产生活实践中，在与疾病作斗争中逐步形成并不断丰富发展的医学科学，是中国古代科学的瑰宝，为中华民族的繁衍昌盛作出了巨大贡献，对世界文明进步产生了积极影响。时至今日，中医学作为我国医学的特色和重要医药卫生资源，与西医学相互补充、相互促进、协调发展，共同担负着维护和促进人民健康的任务，已成为我国医药卫生事业的重要特征和显著优势。

中医药古籍在存世的中华古籍中占有相当重要的比重，不仅是中医学术传承数千年最为重要的知识载体，也是中医为中华民族繁衍昌盛发挥重要作用的历史见证。中医药典籍不仅承载着中医的学术经验，而且蕴含着中华民族优秀的思想文化，凝聚着中华民族的聪明智慧，是祖先留给我们的宝贵物质财富和精神财富。加强对中医药古籍的保护与利用，既是中医学发展的需要，也是传承中华文化的迫切要求，更是历史赋予我们的责任。

2010 年，国家中医药管理局启动了中医药古籍保护与利用能力建设项目。这既是传承中医药的重要工程，也是弘扬优秀民族文化的重要举措，不仅能够全面推进中医药的有效继承和创新发展，为维护人民健康作出贡献，也能够彰显中华民族的璀璨文化，为实现中华民族伟大复兴的中国梦作出贡献。

相信这项工作一定能造福当今，嘉惠后世，福泽绵长。

国家卫生和计划生育委员会副主任

国家中医药管理局局长

中华中医药学会会长

王国强

二〇一四年十二月

马序

新中国成立以来，党和国家高度重视中医药事业发展，重视古籍的保护、整理和研究工作。自1958年始，国务院先后成立了三届古籍整理出版规划小组，分别由齐燕铭、李一氓、匡亚明担任组长，主持制定了《整理和出版古籍十年规划（1962—1972）》《古籍整理出版规划（1982—1990）》《中国古籍整理出版十年规划和“八五”计划（1991—2000）》等，而第三次规划中医药古籍整理即纳入其中。1982年9月，卫生部下发《1982—1990年中医古籍整理出版规划》，1983年1月，中医古籍整理出版办公室正式成立，保证了中医古籍整理出版规划的实施。2002年2月，《国家古籍整理出版“十五”（2001—2005）重点规划》经新闻出版署和全国古籍整理出版规划领导小组批准，颁布实施。其后，又陆续制定了国家古籍整理出版“十一五”和“十二五”重点规划。国家财政多次立项支持中国中医科学院开展针对性中医药古籍抢救保护工作，文化部在中国中医科学院图书馆专门设立全国唯一的行业古籍保护中心，国家先后投入中医药古籍保护专项经费超过3000万元，影印抢救濒危珍、善、孤本中医古籍1640余种，开展了海外中医古籍目录调研和孤本回归工作。2010年，国家财政部、国家中医药管理局安排国家公共卫生专项资金，设立了“中医药古籍保护与利用能力建设项目”，这是继1982~1986年第一批、第二批重要中医药古籍整理之后的又一次大规模古籍整理工程，重点整理新中国成立后未曾出版的重要古籍，目标是形成并普及规范的通行本、传世本。

为保证项目的顺利实施，项目组特别成立了专家组，承担咨询和技术指导，以及古籍出版之前的审定工作。专家组中的许多成员虽逾古稀之年，但老骥伏枥，孜孜不倦，不仅对项目进行宏观指导和质量把关，更重要的是通过古籍整理，以老带新，言传身教，培养一批中医药古籍整理研究的后备人才，促进了中医药古籍保护和研究机构建设，全面提升了我国中医药古籍保护与利用能力。

作为项目组顾问之一，我深感中医药古籍保护、抢救与整理工作的重要性和紧迫性，也深知传承中医药古籍整理经验任重而道远。令人欣慰的是，在项目实施过程中，我看到了老中青三代的紧密衔接，看到了大家的坚持和努力，看到了年轻一代的成长。相信中医药古籍整理工作的将来会越来越好，中医药学的发展会越来越好。

欣喜之余，以是为序。

中国中医科学院研究员

马继兴

二〇一四年十二月

校注说明

1. **作者与成书**

原题清·叶桂（天士、香岩、南阳先生）撰，书名亦冠以“叶天士”，据陈克正等医家考证，实非叶氏著作。

本书有《叶氏女科证治》《叶天士女科证治》《叶天士女科证治秘方》《叶天士女科全书》等不同的书名，但各书目录、版框及内文多明示为“叶氏妇科证治”。

1817 年本书曾以《竹林女科》之名刊行，而后有多种翻刻本。1913 年鸿文书局将此书改为《叶氏竹林女科》，有石印本问世。

本书成书年代约与叶天士同一时期或稍后。因托名叶天士，使得该书广泛传播。《中医妇科学》讲述中医妇科学的起源发展，谓“叶天士的《叶天士女科》是重要的妇科著作”。《中医妇科方歌》苍附导痰丸歌“苍附导痰叶氏方，陈苓夏草南星姜，燥湿祛痰行气滞，痰浊经闭此方商”，标引出处为《叶天士女科》，据考证，该方出自《叶氏女科证治》卷一。

本书分述调经、安胎、保产、求嗣及保婴，内容涉及经带胎产及新生儿护养和男子不育，每一病有证有方，其中和气散、参术二陈汤、栀子散、扁豆散、安胎饮等影响较著。本书不失为一本较好的临床著作，具有很强的可读性和临床实用性。

2. **版本简况**

据《中国中医古籍总目》载，本书印本有石印本和铅印本两种。石印本又有上海文宜书局本、上海鸿文书局本、上海文益书局本、上海广益书局本、上海章福记书局本、上海锦章书局本和上海著易堂书局本 7 种，铅印本有上海广益书局本和上海同仁书屋本 2 种。

对比石印本和铅印本，形式上有一册、两册及四册的不同，但均为四卷，内容出入不大。

本次校注，以上海文宜书局石印本为底本（浙江省中医药研究院图书馆藏本，简称"文宜石印本"），上海广益书局石印本为主校本（浙江省中医药研究院图书馆藏本，简称"广益石印本"），上海章福记书局石印本（南通大学医学院图书馆藏本，简称"章福记石印本"）、上海广益书局铅印本（安徽医科大学图书馆藏本，简称"广益铅印本"）为参校本。

3. 校注方法

（1）校勘以对校为主，辅以本校、他校。

（2）凡底本与校本互异，义均可通，以校本义胜者，不改原文，出校记说明；底本确为讹错，则在文中改正，出校记说明。

（3）原书引用他人论述，每有剪裁省略，凡不失原义者，一般不予改动，不出校记；若与原义有悖，或与事实不符者，出校注说明。

（4）本次整理，统一改为简体横排，加以规范标点。原文中注文为小字双行，今改为小字单行。

（5）底本中的异体字、俗体字统改为简化字，不出校记。通假字出注说明。

（6）凡底本中表示书中方位的"右" "左"，均径改为

"上""下"，不再出校。

（7）原书除总目外，每卷首均列分卷目录，本次保留总目，分卷之首不再出现目录。

叙[1]

医，仁术也，亦危事也。故医病难，医妇人之病为尤难。女子二七而天癸至，任脉通，太冲脉盛，月事以时下，故有子。盖冲为血海，任主胞胎，二脉流通，气充血盈，经以时下，故无病而有子。一有不调，则经失其常度，而诸病以起。至若胎前产后，变证愈多，治法愈难，若不深究其理，洞悉其源，鲜不如涉大海，茫无津涯者，此《叶氏女科证治》之所可贵而最难得者也。先生天资极高，颖悟绝人，悯妇科之无专书，忧胎产之多疾厄，殚精竭虑，特成此书。自调经种子，以及保产育婴，靡不一一辨举，条分明析，虽变证万端，得此书而游刃有余。昔所谓最难治者，今而后知其非难矣。跻妇孺于仁寿，造幸福于社会，洵女科之宝筏也。

---

① 叙：底本无，据广益铅印本补。

目录

卷二

卷三

卷四

卷　一

调 经 上

月经先期

经以月至为常，若阳太过而月经趱前，一月忽早一月，则其形色多赤，或紫而浓，其脏气饮食喜冷畏热，乃为血热。如证夹痰火，宜服加味调经丸。

加味调经丸

香附五斤，分作五股，以酒、醋、盐汤、童便、米泔各浸三日，仍用原汁煮干。再用葱五斤，取白细切，拌香附焙干，以葱白香黄为度　当归　白芍　生地黄各四两　黄连　黄芩各三两　川芎　杏仁　柴胡各二两　白芷二两五钱　青皮一两五钱　荆芥　滑石水飞净。各五两

共为末，醋面糊丸，空心，白汤下。

月经后期

妇人以血为主，唯能谨于调护，则气血周流，月水自然如期。若阴不足而月经退后，一月忽迟一月，则其形色不鲜，或涩滞而少，其脏气恶寒喜暖，宜服正经养血汤。

正经养血汤

白芍酒炒　当归酒洗　茯苓　白术蜜炙黄　阿胶蛤粉炒。各一钱　五味子　川椒炒　甘草蜜炙。各二钱　半夏姜汁制　人参各七分　柴胡八分

姜三片，水煎，食前服。如五心烦热，日晡发热，加胡黄连五分；不思饮食，加神曲、麦芽炒各五分；头痛加川芎七分。

月经或前或后

脾土不胜，不思饮食，由此血衰，故月水往后，或次月饮食多进，月水又往前矣。治宜理脾，脾旺则血匀气顺，自然应期，宜用紫金丸。

紫金丸

青皮　陈皮各五钱　苍术　槟榔　砂仁　红豆[1]各六钱　良姜　乌药　香附各八钱　三棱一两　蓬术二两　枳壳八钱

共为末，粳米糊为丸，食后米汤下百丸。一方无苍术、蓬术、香附。

月经愆期

经来或前或后，名曰愆期。此由脾胃虚弱，冲任损伤，气血不足，宜服加减八物汤，兼服调经乌鸡丸。

加减八物汤

人参三钱　白术　茯苓　甘草各五钱，炙　白芍　当归身　陈皮　香附　牡丹皮各一钱

水煎，食前服。

调经乌鸡丸

白毛乌骨未镦[2]雄鸡一只，约重一斤。以糯米喂养七日，勿令食虫蚁，以绳缢死，干挦其毛，去肚内杂脏不用。纳生地黄、熟地黄、天门冬、麦门冬各二两于鸡肚内。以好酒十碗，文火煮烂，取出肚内药，将鸡连骨用桑柴火焙干，仍以前煮过生地黄等药酒，又浸又焙，至鸡骨肉枯为度，研极细末。再用人参五钱，肉苁蓉酒洗净、破故纸炒、砂仁、当归身、白术、川

---

① 红豆：广益铅印本作“红花”。

② 镦（dūn 墩）：阉割。

芎、丹参、茯苓、甘草炙、杜仲盐水炒各一两，香附米醋制四两。共为细末，入鸡骨肉末和匀，酒面糊丸。空心，米汤下五十丸。

过期经行

妇人德性温和，有痰而过期经行，此气血两虚也，宜服八物汤。如性躁多怒而过期经行，亦气血虚也，宜服八物汤加青皮、香附，兼服苍附丸。

八物汤

人参　茯苓　白术　甘草炙　熟地黄　当归　川芎　白芍各一钱二分

姜三片，枣二枚，水煎服。如性躁者，加青皮、香附。

苍附丸

苍术二两，炒　香附三两，童便制　条芩一两，酒炒

共为末，神曲糊丸，白汤下。

形瘦经不调

形瘦多热，致经不调，素无他症，此水亏血少，燥涩而然，宜服加味四物汤。

加味四物汤

熟地黄　当归　白芍　川芎　黄芩　黄连　黄柏酒炒。各一钱　甘草五分

水煎，空心服。

形瘦过期经行

形瘦，素无他症，而过期经行者，此气血不足也，宜服十全大补汤。如食少而脾胃虚弱，过期经行者，此气衰血少也，宜服异功散合芎归汤，兼服地黄丸。

十全大补汤

人参　白术　茯苓　甘草炙　黄芪　肉桂　熟地黄　白芍

当归　川芎

姜三片，枣二枚，水煎服。

异功散

人参　茯苓　白术　陈皮　甘草炙

姜、枣为引，食前服。

芎归汤

当归身　川芎　香附　枳壳各一钱，炒　滑石二钱

姜、枣①为引。

地黄丸

熟地黄四两　山药　山茱萸各二两　牡丹皮　茯苓各一两五钱　泽泻　香附童便制。各一两

形肥过期经行

形肥，饮食过多，而过期经行者，此湿痰壅滞，躯脂逼迫也，宜服六君子汤合芎归汤。

六君子汤

人参　白术　茯苓　炙甘草　陈皮　半夏

芎归汤

当归身　川芎　香附　枳壳各一钱，炒　滑石二钱

姜、枣为引，空心服。

一月经再行

性躁，多气伤肝，而动冲任之脉，宜服九味四物汤，兼服滋阴丸。如误食辛热药物，致经再行，亦用九味四物汤，更服三补丸。

---

① 枣：此字原脱，据下文“形肥过期经行芎归汤”条补。

九味四物汤

熟地黄　当归　川芎　白芍　人参　柴胡　黄芩　黄连　甘草

水煎，空心服。

滋阴丸

知母　黄柏

等分，蜜丸，滚汤下。

三补丸

黄芩酒炒　黄柏酒炒　黄连酒炒

蜜丸，白汤下。

每月经来二三次

经来几点而止，过五六日或十日，又来几点，一月之内常行二三次，面色青黄。先服胶艾汤一二剂，次服紫金丸。

胶艾汤

阿胶　白芍　熟地黄各一钱　艾叶三钱　川芎八分　大枣三枚

水煎，空心服。

紫金丸

青皮　广皮各五钱　苍术　槟榔　砂仁　红豆[1]各六钱　良姜　乌药　枳壳　香附各八钱　三棱一两　蓬术一两

粳米糊丸，食后米汤下百丸。一方无蓬术、苍术、香附。

经来不止

经来十日半月不止，乃血热妄行也。当审其妇，曾吃椒、姜热物过度，治之犹易，宜用金狗汤。

---

① 红豆：广益铅印本作“红花”。

金狗汤

金毛狗脊　川续断　阿胶　地榆　川芎　当归　白芷各一钱　白芍　黄芩各八分　熟地黄二钱

水煎，空心服。

数月行经

形盛多痰气虚，至数月而经始行者，宜服苍附六君汤，兼服苍附导痰丸。若形瘦脾胃虚弱，气血两亏，至数月而经始行者，宜服十全大补汤。

苍附六君汤

人参　白术　茯苓　甘草炙　半夏　陈皮　苍术米泔浸　香附童便制　条芩酒炒　川芎　当归　枳壳麸炒

水煎，食前服。

苍附导痰丸

苍术　香附　枳壳各二两　陈皮　茯苓各一两五钱　胆星　甘草各一两

共为末，姜汁和神曲丸，淡姜汤下。

十全大补汤

人参　白术蜜炙　茯苓　甘草炙　熟地黄　当归　川芎　白芍　黄芪蜜炙　肉桂

姜、枣为引。

经来色紫

经来色紫者，热也，慎勿作风冷，而行温热之剂，宜服四物连附汤。

四物连附汤

当归尾　赤芍　香附童便制　黄连　丹皮　甘草

水煎，食前服。

经来色淡

经来色淡者，血虚也，宜服加味八物汤，兼服地黄丸。

加味八物汤

人参　白术蜜炙　茯苓　甘草炙　熟地黄　当归　川芎　白芍各一钱二分　黄芪炙　香附四制。各一钱

姜为引，水煎服。

地黄丸

熟地黄四两　山药炒　山茱萸各二两　丹皮　白茯苓各一两半　泽泻　香附童便制。各一两

形瘦经少

形瘦经少，此气血弱也，宜服加味四物汤。

加味四物汤

熟地黄　当归　川芎　白芍　人参　香附童便制　甘草炙

姜、枣为引。

形肥经少

形肥经少，此痰凝经隧也，宜服二陈汤合芎归汤。

二陈汤

陈皮　半夏制。各二钱　茯苓　炙甘草各一钱

芎归汤

川芎　当归身　香附童便制　枳壳各一钱，炒　滑石二钱

姜为引，合二陈汤，水煎服。

经来过多

经多不问形肥形瘦，皆属于热，宜服增味四物汤，兼服三补丸，或单服增味四物汤亦可。

增味四物汤

熟地黄　当归　川芎　白芍各一钱　黄芩　知母酒炒　黄连姜汁炒　黄柏酒炒　甘草各五分

姜为引，水煎服。

三补丸

黄芩酒炒　黄柏酒炒　黄连

蜜丸，白汤下。

经来如猪肝水

经来如猪肝水，五心烦热，腰腹疼痛，面黄肌瘦，不思饮食，此气血皆虚也。先用黄芩汤退其烦热，后用调经丸调其气血。

黄芩汤

黄芩六分　当归一钱　川芎八分　天花粉　知母酒炒　苍术　白芍各七分

水煎服。一方无苍术、白芍，有甘草七分。

调经丸

生地黄　熟地黄　当归　白芍　三棱　蓬术　玄胡索　白茯苓各一两　川芎　砂仁　乌药各八钱，炒　香附一两二钱　大茴　小茴各二两

共为末，粳米糊丸，如梧子大，每服百丸，酒下。

经来如屋漏水

经来如屋漏水，头昏目眩，小腹作痛，更兼白带，咽中臭如鱼腥，恶心吐逆，此血虚有热也。先用理经四物汤，次用内补当归丸。

理经四物汤

川芎　当归　白芍　生地黄　白术蜜炙　柴胡　香附童便制

玄胡索各一钱　黄芩　三棱各八分

水煎，临卧服。

内补当归丸

续断　阿胶炒　蒲黄炒黑　肉苁蓉酒浸焙　厚朴姜汁炒　山茱萸　白茯苓　香附童便制　当归　白芷各一两　川芎　白芍各八钱　甘草炙　干姜各五钱　熟地黄一两五钱

共为末，炼蜜为丸，白汤下八十丸，空心服。

经来如黄泥水

此大虚证也，最忌凉药，宜用加味四物汤，以暖其经，以和其血。

加味四物汤

川芎　当归　玄胡索　乌药各一钱，炒　白芍酒炒　小茴各八分　熟地黄二钱　生姜二片

水煎，空心服。

经来如铜绿水

经来全无红色，乃大虚大冷也，忌用凉药，宜服乌鸡丸半月，非特病愈，且有孕。

乌鸡丸

乌鸡肉去皮油不用，酒蒸熟，三两　山药炒　肉桂　肉苁蓉酒洗净，炒　蒲黄炒黑　当归　山茱萸　白芍各一两　熟地黄一两五钱　大附子三钱，制　鹿茸一钱，酥炙　川芎五钱

共为末，粳米糊丸，空心酒下百丸。

经来全白色

经来白色，五心烦热，小便作痛，面色青黄，乃血气虚也，亦忌凉药，宜服乌鸡丸方见前，半月即有孕。

经来成块如葱白色

经来成块，如葱白色，或如死猪血黑色，头昏目暗，口唇麻木，此虚冷也，药忌寒凉，急服内补当归丸。

内补当归丸

续断　阿胶炒珠　蒲黄炒黑　肉苁蓉酒洗净，炒　厚朴姜汁炒　山茱萸　白茯苓　香附童便制　当归　白芷各一两　川芎　白芍各八钱　甘草　干姜各五钱　熟地黄一两二钱

共为末，炼蜜丸，空心白汤下八十丸。

经来臭如腐肉

此乃血弱，更伤热物。譬如沟渠水干，天气无雨，久则臭也。身衰旧血少，新血不生则臭，如夏月腐肉，宜服龙骨丸，兼服通瘀饮。

龙骨丸

龙骨煅　海螵蛸　生地黄各一两　白芍　当归酒炒　牡蛎粉　川芎　黄芩　白茯苓各八钱

共为末，炼蜜丸，空心酒下百丸。

通瘀饮

当归酒洗　三棱　莪术　赤芍　丹皮　白术蜜炙　香附童便制　猪苓　陈皮　木通各八分　生姜一片

水煎服。

经来如鱼脑髓

经来如鱼脑髓，双脚疼痛，不能举动，乃下元虚冷，更兼风邪所致，当行血行气，宜服苏风止痛汤。

苏风止痛汤

天麻　僵蚕炒　紫金皮　乌药炒　牛膝　独活　川芎　当归

乳香去油　南藤　补骨脂炒　生姜三片　葱白二茎

酒煎，空心服。

经来如牛膜片

经来不止，兼下物如牛膜片，昏迷倒地，乃血气结聚，变成此证。证虽惊人，却无大事，宜服朱雄丸。

朱雄丸

朱砂水飞　雄黄各一钱　白茯苓二两

共为末，水丸，姜汤下五十丸。

经来下肉胞

经来不止，忽下肉胞三五个，状如鸡子大，软如絮，用刀剖开，内如石榴子，昏迷不省人事，证亦惊人，宜服十全大补汤，五剂即安。

十全大补汤

人参　白术　茯苓　甘草　熟地黄　当归　川芎　白芍　黄芪炙　肉桂

姜三片，枣二枚，温服。

经从口鼻出

经不往下行，而从口鼻中出，名曰逆经。此由过食椒、姜辛热之物，热伤其血，则血乱上行，宜服犀角地黄汤数剂。

犀角地黄汤

犀角　白芍　牡丹皮　枳壳各一钱，炒　生地黄三钱　黄芩　桔梗　陈皮　百草霜各八分　甘草三分

水煎，空心服。

逆经咳嗽气急

经从口鼻出，五心烦热，咳嗽气急，治宜推血下行，先服

红花汤七剂，再服款冬汤止嗽下气，四五剂可安。

红花汤

红花　黄芩　苏木各八分　天花粉六分

水煎，空心服。

款冬汤

款冬花①　桔梗　粟壳蜜炙　苏子炒　紫菀　知母各八分　石膏　桑白皮蜜炙　杏仁去皮尖，各一钱

水煎，温服。

经从大小便出

经来大小便俱出，名曰差经。此因食热物过多，积久而成，治宜解其热毒，顺其阴阳，宜服分利五苓汤。

分利五苓汤

猪苓　泽泻　白术蜜炙　赤芍各一钱　阿胶炒　当归酒洗　川芎各八分

水煎，空心服。

经来吊阴痛

经来有两条筋从阴吊至两乳，痛不可忍，身上发热，宜服川楝汤，二剂即安。

川楝汤

川楝子炒　大茴　小茴　猪苓　泽泻　白术各一钱，蜜炙　乌药炒　槟榔　乳香去油　玄胡索各八分　木香五分　麻黄六分

姜三片，葱一根，水煎服。

经来小便痛

经来小便痛如刀割，此乃血门不通，人皆用八珍散，不效，

① 款冬花：此三字原脱，据《竹林女科证治》“款冬汤”补。

急服牛膝汤。

牛膝汤

大牛膝三两　麝香一分　乳香一钱，去油

水一盏半，煎牛膝至一盏，临服，磨麝、乳二香入内，空心服。

经来胁气痛

经来胁内有一块如杯作痛，其血淡黑色，宜治块为先，急服四物玄胡汤。

四物玄胡汤①

熟地黄　当归　白芍　川芎各七钱五分　玄胡索四两　沉香五钱

每服三钱，水煎服。

经来遍身痛

经来二三日，遍身疼痛，此寒邪入骨，或发热，或不发热，俱宜解表，服乌药顺气汤。

乌药顺气汤

乌药炒　僵蚕炒　川芎　白芷　陈皮　枳壳各八分，麸炒　干姜炒　甘草各五分　麻黄四分

姜三片，葱一根，水煎，温服。

经前腹痛

经水将来而脐腹绞痛，此血涩不行以作痛也，宜服通经汤。

通经汤

熟地黄　当归　川芎　白芍　川楝子炒　小茴香　槟榔

① 四物玄胡汤：此五字原脱，据文义补。

玄胡索　木香各七分

水煎，食前服。

经来腰腹痛

经来腰腹痛而气滞血实者，宜服桃仁汤。

桃仁汤

当归尾　赤芍　生地黄　香附童便制　牡丹皮　红花　玄胡索　桃仁另捣如泥，冲服

水煎，临服时入桃仁泥，空心服。形瘦有火，加条芩、黄连；形肥多痰，加枳壳、苍术、半夏。

经来小腹痛

经来小腹结成块，或如皂角一条横过，痛不可忍，面色青黄，不思饮食，宜服玄胡散，半月可愈。

玄胡散

玄胡索四两　头发灰四钱

为末，酒调下。

经来未尽腹痛

经来一半，余血未尽，腹中作痛，或发热，或不发热，乃气血俱实也，宜服红花当归汤，破其余血，而热自止。

红花当归汤

红花　当归　牛膝　苏木各一钱　川芎五分　枳壳六分，麸炒　莪术　赤芍　三棱　芫花各八分

水煎，临卧服。

经来潮热气痛

经来一半，遍身潮热，头痛口渴，小便作痛，此因伤食生冷，故血滞不行，内有余血，忌服补剂，宜服莪术汤。

莪术汤

莪术　三棱　红花　苏木　牛膝

水煎，空心服。

经来尽后作痛

经尽作痛，手足麻痹，乃腹中虚冷也，血虚衰甚者，宜服四物汤加吴茱萸滚汤泡，炒一钱。

四物汤

熟地黄　当归各三钱，酒炒　白芍二钱，酒炒　川芎一钱

姜枣为引，水煎服。

经后腹痛

经后腹痛，此虚中有滞也，宜服加味八物汤。

加味八物汤

人参　白术蜜炙　茯苓　甘草炙　熟地黄　当归　白芍　川芎　木香　香附童便制　青皮

姜、枣为引，水煎，食前服。

经来呕吐

经来时常呕吐，不思饮食，宜服丁香散，半月方愈。

丁香散

丁香　干姜各五分　白术一钱，蜜炙

为末，每晨米汤调下三匙。

经来饮食后即吐

此因痰在胸脘，阻隔米谷不能下胃，急服乌梅丸，化其痰涎，后服九仙夺命丹。

乌梅丸

朱砂水飞　雄黄水飞　木香各五钱　硼砂　乳香去油　没药各

一钱，去油　草果一个　胡椒　绿豆各三十五粒

共为末，乌梅肉丸，如杨梅大，每服含化一丸。

九仙夺命丹

豆豉　木香　陈皮　山楂各一钱　草果一个　枳壳麸炒　白茯苓　厚朴姜制　苍术各三钱

共为末，姜汤调下。

经来浮肿

经来遍身浮肿，此乃脾土不能克化，水变为肿，宜服木香调胃汤。

木香调胃汤

木香　陈皮　车前子　甘草　三棱　莪术　红豆　大腹皮　砂仁　苍术　木通　山楂　萆薢　姜皮

水煎，空心服。

经来泄泻

经来之时，五更泄泻，如乳儿尿，此乃肾虚，不必治脾，宜服理中汤七剂。

理中汤

人参　白术各八分，蜜炙　五味子　甘草各三分　干姜五分

水煎，空心服。

经来常咳嗽

经来时常咳嗽，名曰血咳，此肺燥金枯也，急用茯苓补心汤，止其嗽，再用鸡苏丸，除其根。

茯苓补心汤

茯苓　川芎　当归　白芍　生地黄　苏叶　人参　前胡　陈皮　干葛　甘草　半夏制　桑皮　桔梗　枳实　生姜三片

水煎，空心服。

鸡苏丸

川贝母四两　萝卜子一升

共为末，蜜丸，滚汤下五十丸，空心服。

经来下白虫

经来血内有白虫，形似鸡肠，满肚疼痛，先用追虫丸通其虫于大便而出，后用建中散补之。

追虫丸

大黄一两　续随子　槟榔　牵牛　大戟各五钱　芫花一钱　麝香五分

为末，面糊丸，如圆眼核大，每服一丸，酒下。

建中散

黄芪蜜炙　肉桂　甘草各五钱，炙　白芍一两

为末，白汤调下。

经来吐蛔虫

经来寒热，四肢厥冷，大汗不止，呕吐蛔虫，痰气紧满，百无一生，不治之证也。

经来潮热不食

经来胃气不开，潮热旬日，不思饮食，当以开胃为先，宜服鸭血酒。

鸭血酒

白鸭一只，用铜刀取血，调热陈老酒①服。

---

① 陈老酒：南方人称黄酒为老酒。陈老酒，即为存放数年以上的黄酒。

经来伤寒厥冷

经来误食生冷，忽然作渴，遍身潮热，痰气急满，恶寒，四肢厥冷，名曰触经伤寒，急服五积汤。

五积汤

厚朴八分，姜汁炒　陈皮一钱　桔梗八分　苍术二钱　川芎七分　白芷七分　白茯苓八分　当归八分　香附酒炒，八分　半夏七分，姜汁制　枳壳八分，麸炒　肉桂七分　甘草六分　白芍酒炒，八分　麻黄一钱，去节　青皮八分

姜三片，葱一茎，水煎，温服。

经来狂言谵语

经来怒气触阻，逆血攻心，不知人事，狂言谵语，如见鬼神，先服麝香散定其心志，后服茯神丸以除其根。

麝香散

麝香　甘草　辰砂各三分。水飞　木香不见火　人参　茯神　桔梗　柴胡各八分　远志一钱，制

研末，白汤调服二钱。

茯神丸

茯神　茯苓　远志各八钱。制　砂仁三钱

粳米糊丸，如绿豆大，金银汤①下五十丸。

经前经后痢疾

月经将临，伤食椒、姜辛热毒物，热攻五脏，变作痢疾，诸药不效，宜服甘连汤二三剂。

---

① 金银汤：即用金器、银器代药，加水煎，取汁饮用。此法是取金、银的重镇安神作用。

甘连汤

甘草①五分　黄连二钱，姜制

水煎服。

热入血室

妇人伤寒，或劳役或怒气，身体发热，适遇经行，以致热入血室，或血不止，或血不行，昼则安静，夜则谵语，如见鬼神者是也。若热因外邪，由表而入者，宜一柴胡饮；若或怒或劳，火由内生，其人多汗而无表证者，宜清化饮；若病虽渐愈而元气素弱，热未退，血未止者，宜补阴益气煎；若脾气素虚者，宜归脾汤；若血热多滞者，宜加味柴胡汤。

一柴胡饮

柴胡　白芍各二钱　黄芩　生地黄　陈皮各一钱五分　甘草八分

水一盅半，煎七分，温服。如内热甚者，加连翘去心一钱；外邪甚者，加防风一钱；热在阳明而兼渴者，加天花粉一钱，或葛根一钱。

清化饮

白芍　麦冬去心。各二钱　牡丹皮　茯苓　黄芩　生地黄各一钱　石斛七分

水一盅半，煎七分，食远温服。如骨蒸多汗，加地骨皮一钱五分；如兼外邪发热，加柴胡一钱；热甚头痛者，加石膏一钱；小便闭涩者，加木通一钱。

补阴益气煎

人参　当归　山药酒炒。各二钱　熟地黄三钱　陈皮　炙甘草

① 甘草：此二字原脱，据广益铅印本补。

柴胡各一钱　升麻炒，三分

水二盅，加生姜三五片，煎八分，食远温服。如无外邪，除去柴胡；如火浮于上，除去升麻。

归脾汤

人参　黄芪炙　白术蜜炙　茯苓　枣仁各二钱　远志制　当归各一钱　木香　炙甘草各五分

水二盅，加圆眼肉七枚，煎七分服。

加味柴胡汤

柴胡　半夏制　黄芩　人参各一钱　牡丹皮　当归各七分　红花　甘草各四分

姜三片，枣二枚，水煎服。

石瘕证治

石瘕，因经来之后，寒入阴户，客于胞宫，血凝不行，而腹渐大，如有胎孕。在壮盛之妇，半年之后，气力强健，不治自消。若虚弱者，必成肿胀，宜服加味温经汤。

加味温经汤

当归尾　赤芍　川牛膝　肉桂　莪术醋炙　破故纸盐水炒　小茴香　香附四制者　乌药炒　川芎各一钱　甘草五分

姜三片为引，水煎服。

血结成瘕

冲脉、任脉起于胞中，为血之海，寒气冲之，血涩不行，成瘕作痛，若暂见停蓄而根盘未固者，宜服济川煎。

济川煎

当归三钱　熟地黄　牛膝各二钱　乌药炒　肉桂各一钱　桃仁七粒，捣如泥水二盅，煎八分，食前服。

肠覃证治

肠覃，亦行经时寒入阴户，客于大肠，以致血凝，经虽行而血少，其腹渐大，亦如有孕，俗名胎漏。其妇壮盛，半年自除，若虚弱者，必成胀满，宜服桂枝桃仁汤。

桂枝桃仁汤

桂枝　槟榔　枳壳炒　白芍　生地黄各一钱半　炙甘草五分　桃仁三十粒，捣如泥

姜三片，枣二枚，水煎，空心服。

调　经　下

十三四岁经证

室女十三四岁，天癸已行，而忽不行，或发热，或疼痛，身体不宁，口苦面赤，寒热不定，头目晕花，此血脉壅阻也，疏经汤、和气丸主之。

疏经汤

白芷七分　羌活　砂仁　桂枝　白术各一钱　香附一钱二分

姜三片，葱白三茎，水煎，空心热服。如身体不热不痛，羌活、桂枝减半，加当归、川芎各一钱；血攻心痛，加干漆炒令烟尽、玄胡索各三分；嗽痰气急，加半夏制、桔梗、杏仁去皮尖、五味子各三分。

和气丸

厚朴姜制，五钱　陈皮　藿香如炒，少用　白术蜜制　玄胡索　枳壳麸炒。各三钱　香附五钱，童便制　草果　甘草　砂仁　小茴各二钱　木香三钱

上为末，蜜丸，或为散，每服二钱，空心，白汤下。如不发寒热，去草果、藿香。

十五六岁经证

室女十五六岁，经水不通，日夜寒热，手足麻痹，头痛恶心呕吐，腹中忽然结块冲痛，此因误食生冷所致，通经汤主之。

通经汤

当归　川芎　柴胡　黄芩　白芍各八分　香附一钱二分　青皮　砂仁　甘草各四分　熟地　白术蜜炙　陈皮　枳壳麸炒　小茴炒　三棱　莪术　红花各五分　白芷六分　肉桂三分

姜三片，葱白三茎，水煎，空心服。如上部痛，加羌活五分；下部痛，加独活五分；咳嗽，加半夏、玄胡索、干漆各七分；寒热疟疾，加常山、草果各七分；泄泻，加肉豆蔻煨、粟壳、木香各七分。

十七八岁经证

妇女十七八岁，经脉不通，或阻隔半年百日，面色青黄，饮食不思，或作寒热，头痛眩晕，腹中结块，烦闷呕吐，或作膨胀，此因脾胃虚弱，气血不行而致也。瀹经汤、柴胡汤、调经丸主之。

瀹经汤

人参　白茯苓　熟地　小茴各七分　白术蜜炙　川芎各一钱　甘草　黄芩　柴胡各一钱三分　枳壳麸炒，一钱三分　当归　白芍　香附各一钱五分

姜三片，灯心三寸长七茎，水煎，空心热服。如肚痛，加干漆炒令烟尽、玄胡索各七分；呕吐恶心，加良姜、砂仁各七分；手足麻痹，加肉桂四分；咳嗽，加五味子、杏仁去皮尖、款冬花

各七分。

柴胡汤

当归一钱二分　白芍　柴胡　黄芩各一钱　熟地　甘草各三分　半夏制　川芎各七分　人参　麦冬各五分。去心

姜三片，水煎，空心热服。不睡，加枣仁炒；呕吐，加砂仁七分，白术六分蜜炙，香附七分制；咳嗽，加杏仁六分去皮尖，五味子五分，苏叶、桔梗各七分。

调经丸

当归二两　白术蜜炙　厚朴姜制　赤芍　熟地　枳壳麸炒　小茴各一两五钱　陈皮　砂仁　三棱　干漆炒，令烟尽　白芷各一两　青皮　陈艾各二两　粉甘草五钱　香附五两，醋制　川芎一两五钱

上为细末，米糊丸，空心，米汤下三四十丸。

十九二十岁经证

妇人十九、二十岁，出嫁后，但遇经脉动时，遍身疼痛，手足麻痹，或寒热头痛，头目昏迷，此由感冒寒邪而致也，紫金散主之。

紫金散

厚朴姜制　苍术　川芎　茯苓　当归　半夏制　白芍　羌活　独活　牛膝各七分　陈皮　桔梗　枳壳麸炒　白芷各四分　麻黄三分，去节净　甘草五分　桂枝四分

姜三片，葱白三茎，空心，热服。咳嗽，加杏仁去皮尖、五味子各五分；泄泻，加肉豆蔻煨、粟壳各五分。

廿一二岁经证

妇人廿一二岁，经脉不调，赤白带下，或如梅汁，或成片块，或二三月不行，潮热咳嗽，饮食不思，四肢困倦，若日久

不治，则成骨蒸痨瘵，急服扶经汤。若带如鱼脑者，冷极也，继服乌金丸。

扶经汤

当归　香附四制　鹿茸酥炙，热则不用　川芎　熟地　白术蜜炙　山茱萸去核　小茴各五分　生甘草三分

姜三片，水煎，空心服。如盗汗，加枣仁、黄芪蜜炙各五分；咳嗽，加杏仁去皮尖、五味子各五分；潮热，加黄芩酒炒、柴胡各七分。

乌金丸

阿胶四两，拌炒　熟艾一斤，端午日收　谷芽　麦芽　败笔各二两，即苏木　龙衣一条完全，即蛇壳

凡修炼此药，须择天德月德，天医吉日，画太极图，分两仪，定九宫而生八卦，忌妇女鸡犬见闻。至夜深寂静，密室斋戒，心意至诚，净口、净心、净身，敬天地，念神咒，咒毕，发火炼药。咒曰：天精精，地精精，精精灵灵，左朝北斗，右拱北辰，人逢此药，各保安宁，急急如律令。炼成包好收储，候午月午日，取五家角黍尖，同捣匀，为丸，如桐子大，朱砂为衣。此丸兼治产后胎前，催生护生，无不立效。

廿三四岁经证

妇人廿三四岁，心腹胀满，气升上膈，饮食不思，腹中结块成膜。此因经后潮热，误食生冷，聚成痰饮。若不早治，后成大患，决经汤主之。

决经汤

陈皮　白茯苓　枳壳麸炒　川芎　赤芍　苏叶　槟榔　桔梗　白术蜜炙　半夏制。各五分　当归　香附制　厚朴姜制。各七分　甘草三分　红花　黄连酒炒　柴胡各六分　砂仁四分

姜三片，水煎，空心服。如咳嗽，加五味子、杏仁去皮尖各五分；口干潮热，加竹沥、陈酒各半杯，姜汁少许。

廿五六岁经证

妇人廿五六岁，血海虚冷，经脉不调，腰腹疼痛，或下白带，或如鱼脑，或如米泔，信期不定，每月淋漓不止，面色青黄，四肢无力，头晕眼花，此气血两虚也，补经汤、温经丸主之。

补经汤

当归　鹿茸酥炙　香附童便制。各七分　白芍　川芎　熟地各六分　黄芪蜜炙　白术蜜炙　白茯苓　黄芩酒炒　陈皮去白　砂仁　人参　阿胶炒　小茴　山茱萸各五分　沉香　粉甘草各二分　玄胡索五分

姜三片，水煎，空心服。如咳嗽潮热，加五味子、杏仁去皮尖各五分，竹沥少许。

温经丸

人参　砂仁各五钱　白术蜜炙　川芎　熟地　当归　厚朴姜汁制　香附各一两。童便制　夏金砂　银虫砂　侧柏叶各二两　僵蚕炒　防风各五分　粉甘草二钱五分

上为细末，分作三股听用。乌骨雄鸡一只，要三四年老大者，用竹刀杀死，除去血、毛、头、足、肚内杂脏不用，水洗。将陈老酒一大碗，将研过药末纳一股于鸡肚内，一股入酒内，以文武火煮极熟，将鸡骨肉拆开，再用原汁熬干。将鸡骨肉并药末晒干或焙干，研极细末，将留下一股药末投入鸡肉末内，和极匀，糯米饭为丸，每日空心，酒下五十丸。

廿七八岁经证

妇人廿七八岁，身体困倦，饮食少进，经水时下，淋漓不

止，或成片块，或流赤白黄水，面色青黄，目眩眼花，四肢酸痛，将成崩漏，宜服润经汤。

润经汤

当归一钱　白芍　川芎　香附醋制　熟地各八分　阿胶蛤粉炒成珠　黄芩　蒲黄炒　侧柏叶盐水炒　白术蜜炙。各六分　砂仁四分　炙甘草三分

姜三片，水煎服。如咳嗽，加五味子、杏仁去皮尖各六分；气急，加半夏制、苏叶各四分；泄泻，加肉豆蔻煨、粟壳各四分；肚痛，加枳壳麸炒、玄胡索、干漆炒令烟尽各六分；若虚冷，可服补经汤、温经丸方见此条前，以补心血；若口干潮热，不可用温经丸，可服八珍散方见此条后四条中，以扶其脾胃。切忌乱服药饵。若已半年不调，可用调经散方见此条前五条中治之。

廿九三十岁经证

妇人廿九三十岁，连年生育，气散血虚，经脉不和。或二三月不行，不时腹痛，结成血块，日倦夜热，饮食不思。此血虚胃热，或由劳伤而致也，先服红花当归散，次服八物汤。

红花当归散

当归八分　川芎　赤芍　熟地　黄芩　香附童便制　玄胡索　厚朴姜制。各五分　小茴香　柴胡　陈皮　莪术　三棱　牛膝各四分　甘草三分　红花二分

姜二片，水煎，空心服一剂，除去三棱、莪术，再服二三剂。如恶心，如呕吐，加砂仁、良姜各二分；泄泻，加肉豆蔻煨、粟壳各四分；遍身痛，加羌活、独活各四分；咳嗽气急，加杏仁去皮尖、五味子、桔梗、苏叶各四分。

八物汤

人参　白术蜜炙　茯苓　炙甘草　熟地黄　当归　川芎　白

芍各一钱

姜三片，枣二枚，水二盅，煎七分服。

卅二三岁经证

妇人卅二三岁，气血盛实，热结血闭，脐腹疼痛，手不可近者，先以三军丸荡其瘀秽，后以养生汤润其营卫。若月候不调，气滞腹痛者，宜服导经汤以顺其气，则经血自行。若赋禀衰弱者，或素有失血之证，或生育过多，血海干枯，或房室纵肆，过伤阴血，或子多乳众，伤其血液，皆足以经闭。失血过多者，养营汤主之；生育过多者，益损汤主之；房劳过伤者，双和汤主之；乳众血枯者，十全大补汤主之。

三军丸

大黄酒浸，九蒸九晒，四两　血竭研　没药各五钱。去油

上为末，水丸，以熟地、当归、白芍、川芎各一钱，煎汤下七八十丸，候大便利一二次，经脉自通。服后养生汤。

养生汤

黄芪二钱　当归　白芍　甘草各一钱

水煎，不拘时服。此方补脾养血，可称神剂。

导经汤

香附一钱　乌药一钱五分　当归一钱　木香不见火　甘草各五分

水煎服。此方亦治血海疼痛。

养营汤

人参　白术蜜炙　茯苓　黄芪蜜炙　熟地黄　当归　陈皮各一钱　白芍二钱　肉桂　炙甘草各五分

姜三片，枣二枚，水煎服。

益损汤

熟地黄一钱五分　当归身一钱二分　白芍　茯苓　白术蜜炙

陈皮各一钱　人参　知母各八分　黄柏七分　甘草五分

姜三片，水煎服。

双和汤

白芍二钱五分　熟地黄　当归　川芎　黄芪各一钱，蜜炙　甘草炙　肉桂各五分

姜三片，枣二枚，水二盅，煎七分服。亦治大病后虚劳气乏自汗。

十全大补汤

人参　白术　茯苓　熟地黄　当归　白芍　川芎　黄芪蜜炙。各一钱　肉桂　甘草炙。各五分

姜三片，枣二枚，水煎服。

卅四五岁经证

妇人三十四五岁，血气脾胃俱虚，或经水动时，当风坐卧，失避风寒，身入寒邪，遍身麻痹，经脉受风，咳嗽有痰，宜服五积交加散，兼入八物汤方见此条前二条中。

五积交加散

羌活一钱二分　当归　川芎　独活各一钱　白芷　厚朴姜制　苍术　枳壳麸炒　防风　陈皮　半夏制　柴胡　桔梗　白茯苓　麻黄去节净　桂枝各七分　甘草五分

姜三片，葱白连须五茎，水煎，空心热服。如不能行动，去柴胡，加僵蚕炒、乌梅各五分，酒煎服；咳嗽，加五味子、杏仁去皮尖各七分。

卅六七岁经证

妇人卅六七岁，若行经太多，此因血气虚甚，胃气不足，故血妄行，宜调气血，养脾胃，庶年老可无血崩之患，八珍散

主之。

八珍散

人参　川芎　熟地　白芍　白茯苓　香附各八分　白术蜜炙　当归各一钱　甘草炙，五分

姜三片，枣二枚，水煎服。如肚痛，加玄胡索八分；潮热，加柴胡、黄芩各八分。

卅八九岁经证

妇人三十八九岁，经水断绝，腹中有块疼痛，头晕眼花，饮食不思，此气血两虚，恶血不散，急当散其瘀血，治宜温调血脉，以除后患，排经散主之。

排经散

当归　莪术　玄胡索　熟地　枳壳麸炒　青皮　白术蜜炙　黄芩各一钱　川芎　山栀炒黑　小茴香　砂仁各五钱　干漆炒令烟尽　红花各四钱　香附童便制，二两　甘草炙，二钱

共为末，每日空心，酒调下二钱。

四旬四一经证

妇人四旬四十一岁，气血两虚，脾胃并弱，饮食少思，四肢无力，月经不调，或腰酸腹胀，或断或续，赤白带下，身作寒热者，八珍益母丸主之。

八珍益母丸

人参　白术蜜炙　茯苓　川芎各一两　当归酒洗　熟地黄各二两　炙甘草五钱　白芍醋炒，一两五钱　益母草四两，五、六月采取，只用上半截带叶者，不见铁器，晒干研为末

上为末，蜜丸弹子大，空心，白汤调化一丸。若急欲取效，以酒调化服。如脾胃虚寒多滞者，加砂仁姜汁炒一两；腹中胀闷

者，加山楂肉饭上蒸熟一两；多郁者，加香附酒制一两。

四十二三经证

妇人四十二三岁，经闭不通，或非血下，淋沥不止，或忽然暴下，崩漏不已，或块或条，疼痛难忍。此阴阳相反，血热妄行，一失调理，最难得痊，百中得医三四，急服和经汤、补经汤方见廿五六岁经证。

和经汤

当归　茯神　黄芩　香附　白术蜜炙　淮山药炒。各一钱　白芍二钱五分　酸枣仁　白芷　蒲黄炒　阿胶炒　陈皮去白　小茴各八分　甘草五分　生姜三片

水煎，空心热服。如服一二剂不止，即去香附、陈皮，小茴只用四分。

四十四五经证

妇人四十四五岁，经水闭塞，郁久成崩，但当察其有火无火。有火者，因火逼血，致血妄行，甚则为崩为漏，宜服保阴煎。无火者，因经阻滞，积久成崩，治宜去滞生新，先服调经饮，以清理之。然后见其可养，则用小营煎以养之；见其可固，则用固阴煎以固之。

保阴煎

生地黄　熟地黄　芍药各一钱　川续断　黄芩　山药炒　黄柏各八分　生甘草五分

水一盅半，煎七分，食远温服。如血虚血滞，筋骨肿痛者，加当归二钱；气滞而痛者，去熟地黄，加陈皮、香附各八分；血脱血滑者，加地榆八分，或乌梅一个。

调经饮

当归二钱　牛膝　香附各一钱二分　山楂　青皮　茯苓各一钱

水一盅半，煎七分，食远服。如兼胀闷者，加厚朴一钱；气滞者，加乌药一钱；小腹痛，加小茴一钱。

小营煎

当归　熟地黄　芍药酒炒　山药炒　枸杞各二钱　炙甘草一钱

水二盅，煎七分，食远温服。如营虚兼寒者，去芍药，加生姜一钱；气滞有痛者，加香附一钱，引而行之。

固阴煎

人参　熟地黄　山药炒　菟丝子炒。各一钱　山茱萸八分　远志制　炙甘草五分　五味子七粒

水一盅半，煎七分，食远服。如阴虚微热，而经血不固者，加川续断一钱；肝肾血虚，小腹疼痛，而血不归经者，加当归一二钱；气陷不固者，加升麻五分炒。

四十六七经证

妇人四十六七岁，肝肾二经气血亏损，胁胀作痛，或头昏目眩，憎寒壮热，或遍身作痛，经闭不通，或出盗汗，浸成痨瘵，补肝煎主之。

补肝煎

熟地黄　白术蜜炙。各一钱　枣仁炒　独活各一钱五分　当归　川芎　黄芪炒　山药姜汁炒　五味子炒杵　山茱萸去核　木瓜各五分

枣二枚，水煎服。

四十七八经证

妇人四十七八岁，经水将断之年，多有渐见阻隔。临期而经不至者，当此之时，最宜谨防，细心体察。如果气血和平，素无他疾，此固渐止而然，无足虑也。若素多忧郁不调之患，

而见此过期阻隔，便是崩漏之兆。若阻隔日近者，其崩漏尚轻，阻隔日远者，其崩漏必甚，宜预服八珍汤以调之，否则恐其郁久而崩，则为患滋大也。

八珍汤

人参　茯苓　白术蜜炙　甘草蜜炙　熟地黄　当归　川芎　白芍各一钱

姜三片，枣二枚，水煎服。

四九五旬经证

妇人二七而天癸至，七七而天癸竭，此其常也。乃四十九、五十岁，天癸犹不竭，而月经仍旧依期而行，不见他证者，血有余也，不可用药止之。若天癸已过期，经行不匀，或三四月不行，或一月再至，而腰腹疼痛者，宜服当归散。

当归散

当归　川芎　白芍炒　条芩各一两，炒　白术蜜炙，五钱

为末，每服二钱，酒调，日服二次。

五旬以后经证

妇人七七四十九岁，天癸已断。若五旬以后，而月经复行，或漏下不止，腰腹疼痛者，但当察其有热无热，有热者，宜子芩丸，无热而血虚者，宜益阴煎。若血去过多，热随血去，冲任伤损，而为漏为崩，腹痛寒热者，宜茱萸汤。肝脾伤损，血不归经者，宜归脾汤，兼服逍遥散。

子芩丸

条芩二两，醋浸一日，纸裹煨，又浸又煨七次　当归酒炒　香附醋炒。各一两

上为末，醋糊丸，空心，酒下五七十丸。

益阴煎

干地黄　知母酒炒　黄柏酒炒　龟板炙　砂仁　炙甘草各一钱

水煎，食前服。

茱萸汤

熟地黄　当归　白芍　川芎　吴茱萸滚水泡　人参各一钱

姜三片，枣二枚，水煎服。

归脾汤

人参　黄芪蜜炙　白术蜜炙　茯神各二钱　当归　龙眼肉　远志制　枣仁炒。各一钱　木香不见火　甘草炙。各五分

姜三片，枣二枚，水煎服。

逍遥散

当归酒洗　白芍酒炒　茯苓　白术蜜炙　柴胡各一钱　甘草炙，五分

姜三片，水煎服。如血虚发热，小水不利，加牡丹皮、山栀仁炒各七分。

心虚经闭

妇女以血为主，血旺则经调，故治妇女之病，当以经血为先。而血之所主在心，盖心主血，肝藏血，脾统血，是心为气血之主，而脾为气血之本也。若忧虑伤心，心气虚耗，不能生血，脾乃心之子，脾失所养，则不嗜饮食，绝生化之源矣。且心虚无以制肺，金来克木，而肝脏亏损，则血不藏，以致经血干枯，不营经络，斯有血枯经闭之证，宜服补心汤。

补心汤

熟地黄　当归　川芎　茯苓　陈皮　半夏制　桔梗　枳壳麸炒　前胡　甘草　干葛　苏叶　木香　人参

姜、枣为引，水煎服。

脾虚经闭

脾胃伤损，饮食减少，气耗血枯，而经不行，宜补脾胃，养气血，气血充盈，则经自调矣。忌用通经之药，恐损中气，阴血亦干，误成痨瘵，则不治矣。宜先服加减补中益气汤，再服调经乌鸡丸。

加减补中益气汤

人参三钱，去芦　黄芪蜜炙　白术蜜炙　白芍酒炒　当归身酒洗　川芎酒洗　陈皮各一钱　柴胡七分　炙甘草　神曲炒　麦芽炒。各五分

姜、枣为引。

调经乌鸡丸

白毛乌骨未镦雄鸡一只，约重一斤，以糯米喂养七日，勿令食虫蚁。以绳缢死，干捋其毛，去肚内杂脏不用。纳生地黄、熟地黄、天门冬、麦门冬各二两于鸡肚内。以好酒十椀，文火煮烂，取出肚内药，将鸡连骨用桑柴火焙干。仍以前煮过药酒鸡汁，又浸又焙，至鸡骨肉枯为度，研极细末。再用人参五钱去芦，肉苁蓉酒浸焙、破故纸炒、砂仁去壳、当归身酒炒、白术蜜炙、川芎酒洗、丹参、茯苓去皮、甘草蜜炙、杜仲盐水炒各一钱，香附米四制者四两，共研细末，入鸡骨肉末，和匀，酒面糊丸，空心，米汤下五十丸。

形肥痰热经闭

肥盛痰凝，壅滞经络，气虚血燥，致经不行，或下赤带，宜服地骨皮汤。

地骨皮汤

地骨皮　当归　川芎　知母酒炒　麦冬各一钱。去心　甘草

五分

水煎，空心服。

形肥痰滞经闭

肥盛之妇，躯脂迫塞，痰涎壅盛，血滞而经不行，治宜行气导痰，而经自通，宜服苍附导痰丸，兼加减开郁二陈汤。

苍附导痰丸

苍术　香附童便制　枳壳各二两。麸炒　陈皮　茯苓各一两五钱　胆星　甘草各一两

共为末，姜汁和神曲丸，淡姜汤下。

加减开郁二陈汤

苍术　香附童便制　川芎各一钱　青皮　枳壳麸炒　槟榔各七分　木香五分

姜为引。

形瘦血郁经闭

形瘦多热多郁，血少气虚，宜服芩连四物汤，合开郁二陈汤。

芩连四物汤

熟地黄　当归　赤芍　川芎各一钱　黄芩　黄连姜制。各五分

姜为引。

开郁二陈汤

苍术　香附童便制　川芎各一钱　青皮　莪术　槟榔各七分　木香五分

姜为引。

形瘦血热经闭

形瘦血虚生热，而月水不通，此冲任内伤也，宜服人参四

物汤，兼地黄丸。

人参四物汤

生地黄　当归　川芎　白芍各一钱　知母酒炒　麦冬去心。各八分　炙甘草五分

姜、枣为引，水煎，空心服。

地黄丸

熟地黄四两　山茱萸去核　山药各二两　牡丹皮　茯苓各一两五钱　泽泻　香附童便制。各一两

上为末，蜜丸，人参四物汤下。

过食生冷经闭

妇人行经时及产后，过食生冷之物，而血闭发热，以血见水即滞故也。初起一二月，生寒发热，五心烦躁，口苦舌干，面色青黄，犹易医治，先用逍遥饮，退其寒热，后用紫金丸，渐纳谷气，脾胃一旺，自然经血流通。若年久失治，变成骨蒸，子午而发，肌肉消瘦，泄泻不止者，百无一生。若依上方施治，而病人忽然气脱欲死，命在顷刻，急用鸦片三厘，甘草煎汤调服，入口即活，起死回生，屡试屡效。

逍遥饮

白术蜜炙　当归　白芍　柴胡　天花粉各八分　地骨皮　石莲子各二钱　黄芩　薄荷各四分　龙胆草五分

水煎服。一方无黄芩。

紫金丸

青皮　陈皮各五分　苍术　槟榔　砂仁　红豆①各六钱　乌药炒　良姜　枳壳各八钱。炒　香附八钱，童便制　三棱一两　蓬术

① 红豆：广益铅印本作“红花”。

二两

共为末，粳米糊丸，食后米汤下百丸。一方无蓬术、苍术、香附。

过食辛热经闭

冲任伤损，血枯经闭，或误食辛热之物，以致血枯，冲任伏火，宜服知柏四物汤兼三补丸。

知柏四物汤

熟地黄　当归　川芎　赤芍　知母酒炒　黄柏酒炒　木通　甘草

水煎，食前服。

三补丸

即黄芩、黄连、黄柏，俱酒炒，等分蜜丸。

房事触伤经闭

经水来时，因房事触伤，腹中结块如鸡子大，左右而动，月水不行，变成五心烦热，头昏目眩，咳嗽痰喘，先服逍遥饮退其热，次服紫菀汤止其嗽。若半年失医，则必肉瘦泄泻而死矣。

逍遥饮

白术蜜炙　当归　白芍　柴胡　天花粉各八分　地骨皮　石莲子各二钱　黄芩　薄荷各四分　龙胆草五分

水煎服。一方无黄芩。

紫菀汤

紫菀　阿胶蛤粉炒珠，另炖冲服　川贝母去心　苏子各八分　五味子五分　桑白皮蜜炙　知母蜜炙　枳壳各一钱　杏仁去皮尖，一钱半　款冬花六分　陈皮六分水煎，临卧服。一方无陈皮。

性急多怒经闭

性急多怒而妒，气血俱热，必有郁症，致经不通，宜服芩连四物汤。

芩连四物汤

熟地黄　当归　白芍　川芎　柴胡　黄芩酒炒　黄连酒炒　香附童便制。各等分

水煎，空心服。

气郁血滞经闭

思虑恼怒，以致气郁血滞，而经不行，治宜开郁行滞。若误作虚治，而用补剂，则气得补而益结，血得补而益凝，变为癥瘕肿痛者有之矣。宜服开郁二陈汤，兼四制乌附丸。

开郁二陈汤

苍术　香附童便制　川芎各一钱　青皮　莪术　槟榔各七分　木香五分

姜为引。

四制乌附丸

香附一斤，分作四股，一用醋浸，一用酒浸，一用童便浸，一用盐水浸，各浸三日，以砂罐煮干所浸之水，研极细末　天台乌药半斤，制同香附

共为末，醋丸温汤下。

经闭浮肿

经闭不行，致有败血，停积五脏，流入四肢，作浮肿者，不可误认水气，宜调其经，经调则肿消矣。然服煎药，必须十余剂，庶无愆期之患。至服丸散，更宜久服，可免复肿之忧，

宜服调经汤、金匮丸。

调经汤

当归　生地黄　益母草各一钱　川芎　白芍　香附　茯苓　牡丹皮各八分　甘草三分

姜三片，枣二枚，水煎，空心服。此方统调诸经，宜随证加减治之。如血热先期及紫黑成块者，加黄连酒炒七分；血寒过期者，加煨姜、肉桂各三分；临期正行作痛者，加玄胡索、青皮各八分；临行经闭，积块刺痛者，加红花、苏木、桃仁各五分；经来过多者，加黄芩一钱、蒲黄炒八分；经来不思饮食者，加白术八分，陈皮、砂仁各五分；肥人多痰，赤白带下者，加南星制、苍术各八分；气虚血弱，四肢酸软，面色不泽者，加人参、黄芪各五分。

金匮丸

四制香附米四两，四制谓酒制、醋制、盐水制、童便制是也　没药六钱，去油净　当归童便制　茯苓去皮　白薇洗，去芦　白术糯米泔浸透，蜜炙黄　阿胶蛤粉炒成珠　白芍各四两　人参去芦　砂仁去壳。各二两　生地黄酒浸，洗去泥，以益智仁二两，用好酒同炒，去益智仁不用，净用地黄，八两　川续断酒浸洗，以五倍子同炒，去五倍子不用，净用炒过川续断，四两　淮山药姜汁炒，十二两

共为细末，水丸，空心，温汤下五十丸。

经闭腹大如鼓

月经二三月不行，腹大如鼓，人以为有孕，一日崩下，其血内有物如蛤蟆子，昏迷不知，体弱形瘦者不治，若体盛者，急投十全大补汤。

十全大补汤

人参　白术蜜炙　茯苓　炙甘草　黄芪炙　肉桂　川芎　当

归　白芍　熟地黄

姜三片，枣二枚，水煎服。

室女经闭浮肿

室女月经初来，不知保养，误饮冷水，或用冷水洗衣洗手，经[①]血见冷而凝，以致经闭，面色青黄，遍身浮肿，人皆误作水肿，治之不效，宜服通经丸，通其血而肿自消。

通经丸

三棱醋炒　莪术醋炒　当归酒洗　川芎　赤芍　芫花　穿山甲炒　刘寄奴

粳米糊丸，酒下。

室女经闭胀痛

室女十四岁，冲任脉盛，月经以时下，若过期不通，时作胀痛，宜服红花汤。

红花汤

当归尾　赤芍　桃仁去皮尖，捣如泥　牛膝　玄胡索　红花　苏木　紫葳花　刘寄奴各一钱　青皮　香附各八分。童便制　桂枝五分

水煎，空心服。

室女实热经闭

经闭发热，咽燥唇干，喜冷恶热，血充气盛，脉实有力，而经血过闭者，是为实热，宜服四物凉膈散。

四物凉膈散

当归身　赤芍　川芎　生地黄　黄芩酒炒　黄连酒炒　连翘

① 经：原作“将”，据广益铅印本改。

去心　桔梗　薄荷　甘草　嫩竹叶

水煎，温服。

室女虚热经闭

室女月水不行，日渐羸瘦，时作潮热，此阴虚血弱，火盛水亏，治当养阴益血，最忌凉药，宜服柏子仁丸，兼服泽兰汤。

柏子仁丸

柏子仁另炒，研　牛膝酒炒　薄荷各五钱　泽兰叶　川续断各二两　干地黄三两

蜜丸，空心，米汤下。

泽兰汤

泽兰叶二钱　当归一钱　甘草五分

水煎，空心服。

室女经闭腹痛

室女经闭，瘀血疼痛攻刺，小腹坚硬成块，宜服通经散。

通经散

刘寄奴二钱　当归尾　穿山甲炒　赤芍　红花　玄胡索　莪术醋炒　乌药炒　牡丹皮酒洗　川牛膝酒洗　三棱各一两。醋炒　官桂　辰砂另研。各三钱

研极细末，每服二钱，空心温酒调服，或薄荷汤调服。

室女经闭劳嗽

室女思虑过度，多致劳损，而月经先闭。此由心病不能养脾，故不嗜食，脾虚则金亏，故咳嗽发热。宜服牡丹皮汤，兼服四神丸。

牡丹皮汤

牡丹皮　当归各一钱五分　白芍　干地黄酒洗　陈皮　白术蜜

炙黄　香附各一钱　川芎　柴胡　黄芩各七分　甘草四分

水煎服。

四神丸

橘红二两　玄胡索醋制　当归酒炒。各一两　川郁金五钱

共为末，酒糊丸，艾醋汤下百丸。

室女经闭骨蒸

经闭骨蒸，五心烦热，而脉虚者，宜服人参柴胡汤。

人参柴胡汤

人参三分　茯苓　白芍　干地黄　知母酒炒　麦冬去心　柴胡各一钱　甘草五分，蜜炙

水煎，食远服。如有汗，加牡丹皮、淡竹叶；如热甚，服此方不平，加干姜一钱炒黑。

师尼室寡经闭

室女、妒妾、寡妇、师尼，独阴无阳，欲动而不得遂，憾积而不得伸，郁抑成病，亦有经闭之证。其症恶风体倦，寒热如疟，面赤心烦，或时自汗，肝脉弦长而出寸口，宜服柴胡抑肝汤，兼四制乌附丸。如每日上午神思昏愦，畏日羞明，心胸幽痛，稍涉劳动与行经时其病更极，亦不得遂志之故也。治宜清神养荣，宜服养阴汤，兼四制乌附丸。

柴胡抑肝汤

柴胡一钱　青皮一钱二分　赤芍　牡丹皮各八分　地骨皮　香附四制者　栀子炒黑　苍术各六分。米泔浸　川芎　神曲各五分。炒　生地黄酒洗　连翘各三分。去心　甘草二分

水煎，食前服。

养阴汤

熟地黄　当归　川芎　白芍　人参　茯苓　陈皮　柴胡

羌活　香附童便制　郁金　甘草

水煎，食前服。

四制乌附丸

香附一斤，分作四股，醋、酒、童便、盐水各浸三日，煮干　天台乌药半斤，制同香附

共为末，醋丸，每服二钱，白汤下。

妇女失志经闭

妇女情欲不遂，沉思积郁，心脾气结，致伤冲任之源，而肾气日消，轻则或早或迟，重则渐成枯闭，宜服秘元煎。

秘元煎

远志八分，炒　山药二钱，炒　芡实一钱，炒　枣仁二钱，炒杵　白术蜜炙　茯苓各二钱五分　炙甘草一钱　人参一钱　五味子十四粒　金樱子二钱，去核

水二盅，煎七分，食远服。

崩漏标本证治

崩漏不止，经乱之甚者也。盖非时血下，淋沥不止，谓之漏下；忽然暴下，若山崩然，谓之崩中。由漏而淋，由淋而崩，总因血病。调治之法：凡崩漏初起，治宜先止血，以塞其流，加减四物汤、十灰丸主之；崩漏初止，又宜清热，以清其源，地黄汤或奇效四物汤主之；崩漏既止，里热已除，更宜补气血以端其本，加减补中益气汤主之。要知崩漏，皆由中气虚，不能受敛其血，加以积热在里，迫血妄行，或不时血下，或忽然暴下，为崩为漏。此证初起，宜先止血，以塞其流，急则治其标也。血既止矣，如不清源，则滔天之势，必不可遏。热既清矣，如不端本，则散失之阳，无以自持。故治崩漏之法，必守

此三者，次第治之，庶不致误。先贤有云，凡治下血证，须用四君子辈以收功，其旨深矣。

加减四物汤

当归尾　生地黄　川芎　赤芍　白芷　荆芥穗炒黑　甘草各一钱

水煎服。

十灰丸

藕节　艾叶　侧柏叶　棕榈皮败者　头发皂角水洗　大蓟　小蓟　牡丹皮　干姜　白茅根

各烧灰存性为末，等分，醋煮糯米糊丸，加减四物汤送下，以血止为度。

地黄汤

白芍　生地黄　当归身　川芎各一钱　羌活　防风　柴胡　荆芥穗炒黑　升麻炒　甘草各七分　黄芩酒炒　黄连姜汁炒　黄柏酒炒　藁本　蔓荆子各五分　细辛　红花各一分

水煎，空心服。

奇效四物汤

生地黄　川芎　当归酒洗　白芍酒炒　阿胶蛤粉炒珠　艾叶　条芩各一钱。酒炒

姜五片，水煎，空心服。如血未尽止，再服十灰丸。

加减补中益气汤

人参三钱　黄芪蜜炙　白术蜜炙　白芍酒炒　当归身酒洗　川芎　陈皮各一钱　柴胡　白芷　茯苓　黄柏酒炒　知母酒炒　生地黄各七分　炙甘草五分

姜三片，枣二枚，水二盅，煎七分，食前服。如气滞作痛，加青皮、木香、香附酒炒各一钱，或加五灵脂一钱炒令烟尽，研

极细末，临服加入。

崩漏虚实证治

崩乃经脉错乱，实系冲任伤损，不能约束经血而然。治宜大补气血，当用举元益血丹，峻补本源，少加清热之药，以治其标，补阴泻阳，而崩自止。若血热妄行，咽燥唇干，脉实有力，血气秽臭者，方可用四物凉膈散，入生韭汁调服。然治血药，切忌纯用寒凉，以血见冷即凝故也。如血崩初起遽止，则有积聚凝滞之忧，不止则有眩晕卒倒之患。必先服独行散，次服荆防五积散一二剂，再服备金散。如再不止，然后用十灰散以止之。既止之后，又必服八珍汤以成功。

举元益血丹

人参三钱，去芦　白术蜜炙　当归酒洗　熟地黄各二钱　黄芪蜜炙，三钱　白芍酒炒　条芩酒炒　炙甘草各一钱　升麻五分，炒

水一盅半，煎七分，温服。

四物凉膈汤

当归身　赤芍　川芎　生地黄　黄芩酒炒　黄连姜制　连翘去心　桔梗　甘草　薄荷叶　嫩竹叶

共为细末，韭菜汁调服。

独行散

五灵脂一两，炒令烟尽

研极细末，每服一钱，温酒调下。

荆防五积散

苍术二钱，米泔浸透　荆芥　防风　陈皮各一钱　厚朴姜汁炒　桔梗　枳壳麸炒　当归酒洗　干姜　白芍酒炒　茯苓各八分　白芷　川芎　半夏制　肉桂各七分　甘草六分

姜三片，葱三茎，醋水各半，煎服。

备金散

香附炒黑，四两　当归尾一两二钱　五灵脂炒令烟尽，一两

共为末，每服二钱，醋调，空心服。

十灰散

百草霜　侧柏叶　莲蓬壳　棕榈皮陈败者　油头发皂荚水洗　黄绢或新绵亦可　艾叶　藕节　白茅根　蒲黄　阿胶蛤粉炒珠，另研细末

上各等分，烧灰存性，共研细末，入阿胶末和匀，每服三钱，白汤下。

八珍汤

人参　白术蜜炙　茯苓各二钱　炙甘草一钱　熟地黄　当归各三钱。酒洗　白芍二钱　川芎一钱

水二盅，煎一盅服。

崩漏不止证治

崩漏不止，气血皆虚也。夫血气之行，外循经络，内荣脏腑，而冲任伤损，不能约制经血，是以经脉错乱，大血暴下，如山之崩也。重则为崩，轻则为漏，皆由气血大亏，脾先损，能受补者可治。若误用止涩寒凉之药，复伤脾胃生生之气，则难治矣。宜补中养胃汤，随证加减施治可也。

补中养胃汤

人参　白术蜜炙　当归头　侧柏叶炒　生地黄各一钱　炙甘草五分　茯苓　川芎　苏叶各八分

水二盅，煎一盅，食前服。随证加减法：血晕，加荆芥、泽兰叶各八分；虚汗，加黄芪蜜炙一钱、酸枣仁八分；崩中日久，白带不止，加龙骨、牡蛎粉各一钱；血崩日久不止，加棕榈皮陈败者良，烧灰存性、新丝绵烧灰存性各一钱；血得热则崩不

止，唇干咽燥，大小便闭结，加黄连、黄芩、山栀俱酒炒各五分；血多而紫，如泥凝块，亦加芩、连、山栀俱酒炒各五分。

郁气崩漏

崩漏多因心气所使而然。盖以妇人幽居多郁，常无所伸，阴性偏执，每不可解，加之贵贱异势，贫富异形，死丧疾亡，罔知义命，每多怨忧，固结于心，心气不足，郁火大炽，焚灸于血脉之中，故经水不时而下，或适来适断，或暴下不止。治当先说恶死之言，令心不动，然后以大补气血之药，举养脾胃，复加镇坠心火之药，补阴泻阳，而①崩可止者，开郁四物汤是也。

开郁四物汤

香附米炒　当归身　白芍酒炒　熟地黄　白术蜜炙。各一钱　川芎　黄芪蜜炙　蒲黄炒　地榆　人参各五分　升麻炒，三分，火浮于上者除之

水二盅，煎七分，食前服。

肾虚崩漏

血崩不止，由肾弱阴虚，不能镇制胞络相火，故血热成崩，恐则大下也，宜服凉血汤。

凉血汤

当归　生地黄各一钱　黄连姜制　黄芩　黄柏酒炒　知母酒炒　防风　荆芥各八分　细辛　蔓荆子　羌活各六分　藁本四分　甘草　升麻各三分。炒

水煎，食前服。

---

① 而：原作“泻”，据章福记石印本、广益铅印本改。

怒后崩漏

妇女大怒之后，经血暴下，此暴怒伤肝，肝不藏血而血妄行者，治宜平肝养血，宜服养血汤。

养血汤

当归酒洗　白芍　白术蜜炙　茯苓　香附制　青皮　柴胡各一钱　炙甘草五分

用水一盅半，煎一盅，食前服。

崩久不止

若久崩者，宜服鸡子汤。如小腹痛，宜服加味四物汤。

鸡子汤

鸡子三个　葱三茎　姜一两

上将葱、姜共捣如泥，鸡子去壳，和匀入麻油半两，锅内同炒，酒煮温服。

加味四物汤

熟地黄三钱　川芎　当归　玄胡索　乌药各一钱，炒　白芍炒　小茴香各八分

姜三片，水煎，空心服。

久崩成漏

久崩成漏，远年不休，此中气下陷，下元不固，而虚之甚者也，宜服补中益气汤，兼鹿角丸。

补中益气汤

人参三钱　黄芪蜜炙　白术蜜炙　白芍酒炒　当归身酒洗　川芎　陈皮各一钱　柴胡七分　炙甘草五分

姜三片，枣二枚，水煎服。

鹿角丸

鹿角① 当归身 茯神 龙骨煅 阿胶牡蛎粉炒成珠 柏子仁炒 香附酒炒 山药各二两 川芎 川续断各一钱 炙甘草五分

共为末，取白茅根捣汁糊丸，补中益气汤送下七十丸，空心服。

崩后下白带

《脉诀》曰：崩中日久为白带，漏下多时骨髓枯。言始病血崩，久则血少，复亡其阳，故白滑之物下流不止，血海将枯也，宜服补经固真汤、养阴丸。

补经固真汤

干姜研末 人参各二钱 郁李仁酒蒸，捣泥 柴胡 炙甘草 陈皮 黄芩各一钱。生用 白葵花七朵

上除黄芩，以水二盅，煎药至一盅半，再入黄芩煎至一盅，空心热服，以美膳压之。

养阴丸

龟板酒炙 黄柏酒炒 枳壳麸炒 干姜 炙甘草

为末，醋丸，日服二次，温汤下。

漏下不止

妇人漏下不止，其色鲜红，先由劳役，脾胃虚损，气短气逆，自汗不止，身体发热，大便泄泻，四肢无力，不思饮食，宜服黄龙汤。

黄龙汤

黄芪一钱五分，蜜炙 当归 白芍 白术蜜炙 苍术米泔浸

---

① 鹿角：此二字原脱，据《竹林女科证治》“鹿角丸”补。

陈皮各一钱　生地黄　炙甘草各三钱　熟地黄五钱　柴胡二钱

水煎服。

杀血心痛

妇人血崩而心痛甚者，名曰杀血心痛。此因心脾血虚，心无所养，是以作痛。若小产去血过多而心痛甚者，亦然。但当专用甘温，以养营气，宜用十全大补汤，倍用参、术，连服数十剂，以痛止为度。

十全大补汤

人参　白术蜜炙。各三钱　熟地黄　当归　川芎　白芍　茯苓　黄芪蜜炙。各一钱　肉桂　炙甘草各五分

姜三片，枣二枚，水煎服。

带下虚热

妇人带下，脉数虚而兼热，宜服千金散。

千金散

枸杞子一两　生地黄五钱

酒一盅，煎至半盅服。

赤白带下证治

带下令人不产育，宜急治之。扁鹊过邯郸，闻贵妇人，所以专为带下医也。赤者热入小肠，白者热入大肠，原其本，皆湿热结于任脉，渗入膀胱，出于大小肠之分，溲出津液，淋沥以下，故曰带下。轻则下而不多，重则下而无度，淋露日久，遂使精血干枯，肌肉消瘦。治当升阳益阴，则清浊自分，补脾养胃，则湿热自除。尤当断厚味，补元阳，而带下可止矣。

赤白带验经方

当归酒洗　生地黄酒洗　白芍酒炒　白鸡冠花子　白术蜜炙

建莲肉去心　川芎各一钱　炙甘草七分　扁豆花七分，炒，白者治白带，赤者治赤带

水煎，食远服。瘦人多热，加黄连姜汁炒、黄柏酒炒、香附醋制各五分；肥人多痰，加南星制、苍术米泔浸、半夏制各六分；久下不止，加熟地黄一钱，山茱萸八分；气虚，加人参去芦、黄芪各七分；赤带，加黄芩酒炒一钱，荆芥六分；腹痛加煨姜一片，或加葵花五朵更妙白者治白带，赤者治赤带。

瘦人赤带多热

瘦人血虚生热，多下赤带，宜服清热四物汤，兼三补丸。

清热四物汤

熟地黄　当归酒洗。各三钱　白芍二钱　川芎一钱　黄柏酒炒　牡丹皮各七分　黄连姜汁炒　升麻炒。各五分

水煎汤服后，三补丸空心服。

三补丸

黄芩　黄柏　黄连俱酒炒，等分

蒸饼为丸。

肥人白带多痰

肥人气虚生痰，多下白带，宜服柴术六君汤，兼苍附导痰丸。

柴术六君汤

人参　白术蜜炙　茯苓各二钱　甘草蜜炙，二钱　陈皮　半夏制　苍术各二钱五分　柴胡二钱　升麻炒，五分

姜三片，水煎，空心服。

苍附导痰丸

苍术米泔浸　香附四制　枳壳麸炒。各二钱　陈皮　茯苓各一两

五钱　胆星　甘草各一两

上为末，姜汁和神曲丸，柴术六君汤送下五十丸。

白带腥臭

带久不止，阳气虚极，下流白滑如涕，腥气难闻，多悲不乐，此大寒之证也，宜服桂附汤。

桂附汤

附子甘草汤制熟　肉桂多油者。各一钱　黄柏酒炒　知母炒。各五分

水煎，食前服。

白带腹痛

白带日久不止，脐腹冷痛，宜服九霄丸。

九霄丸

蕲艾酒浸一宿，煮干　牡蛎粉　龙骨煅　当归酒炒。各一两　干姜炮，二两　吴茱萸滚汤泡，炒　白芍酒炒。各七钱　山药姜汁炒，一两半　白石脂煅，醋淬七次，研，一两

为末，酒丸，白汤下三十丸。

白淫证治

白淫时常随小便而出，浑浊如米泔，此胃中浊气，渗入膀胱而成，是带之类也，宜服益智汤。

益智汤

陈皮　茯苓　白术蜜炙　甘草炙　苍术制。各二钱　益智仁　柴胡各一钱　升麻五分

水煎，空心服。

白浊证治

白浊时常淋出，清冷稠黏，或小便后淋沥数点，此下元气

虚损，精不能摄，因滑而出，亦带之类也，宜服分清饮。

分清饮

川萆薢去芦　益智仁盐水炒　乌药炒　石菖蒲九节者，尤妙　茯苓各一钱五分　枳壳麸炒　炙甘草各一钱

水煎，入盐少许，热服。

卷　二

安　胎　上

妊娠脉诀歌

肝主血兮肺主气，血为荣兮气为卫。
营卫和谐胎必成，血衰气盛未有体。
寸微关滑尺带数，流利往来如雀啄。
三部正沉等无疑，尺按不止胎始确。
滑疾不散三月胎，但疾不散五月母。
弦紧牢强滑利安，沉细而微归泉路。

验胎有无

妇人二三月经水不行，疑是有孕，又疑血滞。心烦寒热，恍惚不定，宜用验胎散以探之。服后一时许，觉腹内中动，则有胎也。脐下动，乃血瘕也。不动，则血凝而非胎也。如一服未效，再用红花煎汤调服，无不神效。

验胎散

雀脑川芎[①]一两　大当归七钱

上不见火，研末，分作二次服，浓煎，艾叶汤调服。

脉辨男女歌

左手沉实是男胎，右手浮弦女孕来。

---

① 雀脑川芎：即好的川芎，因其形如麻雀脑子，故名。李时珍《本草纲目》："芎䓖，古人因其根节状如马衔，谓之马衔芎䓖；后世因其状如雀脑，谓之雀脑芎。"

两尺偏大分男女，命门滑疾主怀胎。

左脉带纵两个男，右手带横一双女。

左手脉逆生三男，右手脉顺生三女。

寸关尺部皆相应，一男一女分形证。

诸阳为男诸阴女，指下分明常记取。

愚按：男左女右胎之所居，气血聚焉，故左顺则男，右顺则女。尝诊痈疽脉，痈疽在上，则寸脉盛，痈疽在下，则尺脉盛。痈疽在左，则左脉盛，痈疽在右，则右脉盛。此左顺①男，右盛女之理也。

胎辨男女法

妇人有孕，三五月之间，令人摸之，上小下大，形如箕者为女。以女胎面向母腹，其足膝抵母腹故也。中正圆高，形如釜者为男。以男胎面向母背，其背脊抵母腹故也。又妊妇左乳房有核为男，右乳房有核为女。又男动在三月，阳性早也；女动在五月，阴性迟也。是胎气钟于阳则生男，钟于阴则生女也。

预知男女法

命妊妇前行，夫从后急呼之，左回首者是男，右回首者是女。盖男胎在左则左重，故回首时，慎护重处而就左也。女胎在右则右重，故回首时，慎护重处而就右也。推之于脉亦然。胎在左，则血气护胎而盛于左，故脉亦从之而左，疾为男，左大为男也。胎在右，则血气护胎而盛于右，故脉亦从之而右，疾为女，右大为女也，此阴阳自然之理也。

转女为男法

《易》曰：乾道成男，坤道成女。此定理也。男子平时清心

---

① 顺：章福记石印本、广益铅印本均作“盛”，义胜。

寡欲，养其乾健之体，则得其所感而生男。又积德以正心，更能戒杀，则冥冥之中，自有报应，孕必生男，且俊且寿，故天之生物，必因其材而笃焉。此生男神效法也。至于受胎时日之法，谓经尽一、二日感者成男，三、四、五日感者成女，似为近理，终不足凭。即今方家备载，转女为男之法，用之或验，或不验，未可深信。然物易得，而用在外，亦有益而无损，姑录数法于后。

附法：妇人始觉有孕，以斧置妇床下，系刃向下，勿令知之。若不信，待鸡抱卵时，以斧悬窠下，则一窠尽是雄鸡可验。

又法：受妊之后，用弓弦一条，系缚妇人腰中，满百日去之。

又法：受妊三月以前，用雄鸡尾尖上长毛三茎，潜安妇人卧席下，勿令知之。

又法：始觉有孕，用明雄黄三两，绛囊盛，带佩妇左腰间，即生男，以雌黄佩之即生女。

妊娠宜禁房劳

保胎，以绝欲为第一要策，其次寡欲。然绝欲甚难。苟能寡欲则身心清静，不犯房劳，胎安而产亦易，即婴儿亦可少病而多寿。若不知谨戒而触犯房事，三月以前多犯暗产，三月以后常致胎动小产，即幸免夫小产，一则胞衣太厚而难产，二则子身有白浊而不寿，三则多患疮毒，出痘细密难起，以致夭亡，皆由父母淫欲之过也。

妊娠宜小勤劳

妇人有孕，全赖血以养之，气以护之，宜时常行动，令气血流通，筋骨坚固。胎在腹中，习以为常，虽微闪挫，不致堕胎。然非孕后方劳，正谓平日不宜过逸耳。若久坐久卧，气血凝滞，后必难产。常见田家劳苦之妇，孕而不堕，正产甚易，可证也。

妊娠宜戒生冷

胎前喜食生冷，只因怀孕以后，多恼多气，不慎房劳，以至火旺口渴。殊不知生冷等物，岂能退血分之热，徒使脾胃受伤，疟疾、痢疾、呕吐、泄泻诸病皆由此起。病则消耗精液，口渴愈甚。唯戒恼平怒，慎房劳，服健脾补血之药，调理本原，可保平复。否则，临产之虚脱、产后之绝证，断不免也。

妊娠宜慎寒温

胎前感冒外邪，或染伤寒时证，郁热不解，多致小产堕胎，攸关性命。要知起居饮食，最宜调和。夏不登楼，宜着地气，夜不露坐，宜暖背腹。古云：不受寒自不发热，不伤风自不咳嗽。此胎前紧要关头，敢不慎欤？

妊娠宜知静养

胎前静养，乃第一妙法。不校是非，则气不伤矣；不争得失，则神不劳矣；心无嫉妒，则血自充矣；情无淫荡，则精自足矣。安闲宁静，即是胎教。绍宗祧①之重，承舅姑之欢，叶②琴瑟之和，衍螽斯③之庆，所以古人必先静养。无子者遵之，即能怀孕；怀孕者遵之，即能易产。静养所关，岂不大哉！

妊娠宜戒恼怒

凡受胎后，切不可打人骂人。盖气调则胎安，气逆则胎病。

---

① 宗祧（tiāo 挑）：宗，宗庙；祧，远祖之庙。此意为继承。
② 叶（xié 携）：通“协”。和洽，相合。
③ 螽（zhōng 忠）斯：子孙众多。

恼怒则气塞不顺，肝气上冲则呕吐衄血，脾肺受伤。肝气下注则血崩带下，滑胎小产。欲生好子者，必须先养其气，气得其养，则生子性情和顺，有孝友之心，无乖戾之习。所谓和气致祥，合家吉庆，无不由胎教得之。

妊娠须知调护

受孕之后，衣无太暖，暖则窍开，易招风寒。食无太饱，饱则伤神，有碍胎产。饮无太醉，醉则乱性，子必淫暴，且酒散百脉，致成诸疾。凡一切药物，勿用酒煎为要，勿妄服汤药，勿妄用针灸。勿过劳力，勿多睡卧，须时时行步。勿登高厕，勿入产妇房，勿到丧亡家，勿进热闹场，勿登高涉险，恐倾跌有损。勿举手向高取物，恐伤胎而子鸣腹中。勿看宰杀凶恶之事，勿看修造立木动土，勿看戏及鬼怪形象异物，看则心惊，子必癫痫。又勿多洗浴，洗浴过多，毛窍顿开，易受风寒，尤易堕胎。凡初受胎及临月，尤宜禁戒。经云：刀犯者形必伤，泥犯者窍必塞，打击者色青黑，系缚者相拘挛，甚至母殒。验若反掌，可不戒哉？

妊娠宜节饮食

胎之肥瘦，气通于母，恣食厚味，多致胎肥难产，故孕妇调摄饮食，宜淡泊不宜浓厚，宜清虚不宜重浊，宜和平不宜寒热。但富贵之家，肥甘悦口，抑令从俭简素，势必不能，酌其所宜，开列于后：莲子、芡实、松子、熟藕、山药、鲫鱼、鸭、鲈鱼、鳗鲡、银鱼、海参、淡菜、猪肚、笋、鲞、鱼、麻油解毒、腐皮滑胎。此二味临月尤宜多服。

妊娠饮食禁忌

受孕之后，食犬肉，令子无声。食兔肉，令子缺唇。食姜芽，令子多指。食螃蟹，令子横生。食羊肝，令子多厄。食鳖肉，令子项短缩头。食鲇鱼，令子生疳蚀疮。食山羊肉，令子多病。食野鸭肉，令子倒生。食鸭卵，令子心寒。食鸡肉、鸡卵同糯米食，令子生寸白虫。食雀肉饮酒，令子多淫无耻，或生雀子班①。

食诸般菌②蕈，令子惊风而夭。他若麦芽、大蒜，最消胎气。薏米、苋菜亦易堕胎。

至于无鳞鱼、驴马肉，食之过月难产。若生冷、辛热、煎炒油面等物，亦宜避忌，免后多病，只宜蔬饭薄粥，少佐肉食。

妊娠药物禁忌

蚖青斑蝥水蛭及虻虫，乌头附子配天雄。野葛水银并巴豆，牛膝薏苡与蜈蚣。三棱代赭芫花麝，大戟蛇蜕莪术雌黄雄黄。牙硝芒硝牡丹桂桂枝、肉桂，槐花牵牛皂角同。半夏南星与通草，瞿麦干姜桃仁通木通。硇砂干漆蟹甲爪，地胆茅根及䓖麻。常山商陆并牛黄，藜芦胡粉金银箔。王不留行鬼箭羽，神曲葵子与大黄。

妊娠宜服药饵

胎前产后，药能起死回生，世人鉴误治之失，遂言胎产不必服药，迷乱人意。愚者株守强忍，以致失于调养，气血亏损，诸证蜂起，卒致难治。安可因噎而废食乎？若知保养，随时调治，气充血盈，胎安产易，其所以安全母子者，药饵之功，正不浅也。

① 班：通“斑”，下同。
② 菌：原作“茵”，据广益铅印本改。

妊娠护胎法

孕已知觉，用布一幅，阔六七寸，长可横缠腰间两道者，常束腰间，直至临盆方解。盖胎当未长成，得此腰膂有力，偶或扑跌不致损胎。及临产解开，腹中乍宽，胎儿转身亦易，诚护胎之妙诀也。

初月胎形

妇人初受胎，一点精血凝成一粒，形如珠露，乃太极动而生阳，天一生水，谓之胚。此月未有宫罗，在裩户之间①，未入腹内，若无寒热疼痛，不必服药。尤不可触犯房劳，致成暗产。

二月胎形

妊娠受胎，一月满足，精血近阳，珠露变成赤色，形如桃花瓣子，乃太极静而生阴，地二生火，谓之胐②。此月在母阴户内六七寸，已入腹内，未入衣里，或动或不动，犹有狐疑。若吐逆、吞酸，有孕明矣。或偏嗜一物，则知一脏之虚。如爱酸物，乃肝脏不能养血而虚也。

三月胎形

三月形如蚕茧，渐渐长大。一头大一头小，其头微圆，未入宫罗，已至脐下，微有薄衣包裹。乃太极乾道成男，坤道成女也，故谓之胎。此月胎最易动，最宜防护。

四月胎形

四月男女已分，始受水精以成血脉，形体初具，六腑顺成。

---

① 裩（kūn 昆）户之间：意为在阴户口内未深入宫。

② 胐（yùn 运）：指胚胎。

此月已入宫罗之室，衣裹渐至丹田之所。忌食牛、马、猪头诸般发毒之物。

五月胎形

五月始受火精，以成其气，筋骨四肢初成，毛发始生。此月已入宫室，其胎安稳。令人摸之，如覆杯者是男，如肘颈参差起者，是女也。

六月胎形

六月始受金精，以成其筋，口目皆成。此月男动左，女动右，常在脐中，渐渐浮上，如鱼浮水一般。

七月胎形

七月始受木精，以成其骨，皮毛初成，游其魂，能动左手。此月男向左胁动，女向右胁动。七月已足，亦有降生成人。所以妊娠至此，行步艰难。

八月胎形

八月始受土精，以成皮肤，形骸渐长，九窍皆成，游其魄，能动右手。此月脏腑初具，毛发俱生，元神俱降真灵也。

九月胎形

九月始受石精，以成皮毛，百节毕备，三转其身。此月谷入胃，眼有光，鼻有气，耳有闻，口有味，宫室罗布，以定生人也。

十月胎形

十月受气足，五脏六腑齐备，纳天地气于丹田关节，人神皆备，待时而生。其有延月而生者，富贵而寿；有月不足者，贫贱而夭。

初月养胎

妊娠一月名胎胚，饮食须精熟酸美。勿受御。宜食大麦，毋食腥辛，是谓才正。是月足厥阴肝脉养胎，其经不可针灸。肝主筋及血，一月之时，血行否涩，不为力事，寝必安静，无令恐畏。此月精闭，无潮热疼痛，不可轻率服药。若素体弱，及惯堕胎者，一有不安，即当调治而预防之，宜大安胎饮。

大安胎饮

当归二钱　熟地黄　白术蜜炙　川芎煨　白芍酒炒　续断盐水炒　条芩酒炒　砂仁炒，不去壳　桑寄生各一钱　人参　炙甘草　荆芥穗各五分

水一盅半，煎七分服。如气不顺而喘，加苏梗一钱。

二月养胎

妊娠二月名始膏，毋食辛臊。居必静处，勿犯房劳。百节皆痛，是为胎始。是月足少阳胆脉养胎，其经不可针灸。胆主精，二月之时，儿精成于胞里，当慎护之，勿惊动也。若气血不足，胎气始盛，逆动胃气，恶心呕吐，饮食少进，宜半夏汤。

半夏汤

陈皮去白，盐水炒　半夏姜制，炒黄　茯苓各一钱　子芩酒炒　枳壳麸炒　紫苏各八分　甘草炙，五分

姜一片，水一盅，煎七分，食远服。

三月养胎

妊娠三月名始胞，此时未有定象，见物而化。欲生男者操弓矢，欲生女者弄珠玑。欲子贤能，讲论诗书；欲子端严，口谈正言，身行正事，是外象而内感者也。是月手厥阴心胞络脉养胎，其经不可针灸。胞络属心，毋悲哀思虑惊动。此月心经

火盛，最易堕胎。若呕吐不止，饮食少进，宜抑青丸须未交三月前服起。

抑青丸

川黄连姜汁炒三次，三两

研末，米糊丸，如绿豆大，每服三四分，加至七八分，用半夏汤方见上煎汤送下。

四月养胎

妊娠四月，始受水精，以成血脉。食宜稻宜鱼，是谓盛血气，以通耳目，而行经络。是月手少阳三焦脉养胎，其经不可针灸。内输三焦，此时儿六腑顺成。当静形体，和心志，节饮食。若倦卧不安，或口苦、头痛、脚弱及肿，急宜安胎和气散。

安胎和气散

白术蜜炙，一钱五分　广陈皮去白，盐制　白芍炒　黄芩酒炒。各一钱　当归身一钱六分　茯苓八分　香附盐水制，二钱　川芎　炙甘草各五分

水煎服。如热多，加山栀仁炒黑一钱。

五月养胎

妊娠五月，始受火精，以成其气。卧必晏起，沐浴浣衣，深其居处，厚其衣服。食稻粱，羹牛羊，调五味，是谓养气，以定五脏。是月足太阴脾脉养胎，其经不可针灸。此时儿四肢皆成，毋太饥饱，毋食干燥炙热，毋太劳倦。若胎长腹重，睡卧不安，宜养胎饮。

养胎饮

白术蜜炙，一钱五分　当归身酒洗　白芍酒炒　泽泻盐水炒。各一钱　川芎　黄芩酒炒　枳壳麸炒。各八分　炙甘草四分

水一盅半，煎七分，服二剂。

六月养胎

妊娠六月，始受金精，以成其筋。宜小劳，毋逸欲。毋食鸟兽肉，是谓变腠理纫筋①，以养其力，以坚背膂。是月足阳明胃脉养胎，其经不可针灸。胃主口目，此时儿口目皆成。调五味，食甘美，毋太饱。是月胎气不和，卒有所动不安，或腹痛，或胀闷，宜安胎如胜饮。

安胎如胜饮

当归二钱　白术蜜炙，一钱五分　黄芩酒炒　白芍酒炒　砂仁炒，去衣　茯苓　川断酒蒸。各一钱　炙甘草五分

水一盅半，煎七分服，六日进一服。

七月养胎

妊娠七月，始受木精，以成其骨。劳身摇肢，毋使安逸，动作屈伸，以运血气。居燥处，饮食避寒。食稻粱，以密腠理，是谓养骨而坚齿。是月手太阴肺脉养胎，其经不可针灸。肺主皮毛，此时儿皮毛已成。毋多言哭，毋洗浴，毋薄衣，毋饮冷。若胎气不安，或损伤漏血，或腹大重坠，宜清胎万全饮。

清胎万全饮

阿胶蛤粉炒珠　熟地黄　白芍酒炒　黄芩酒炒。各一钱　续断酒蒸　当归土炒　川芎各一钱五分　茯苓炒　荆芥炒　桑寄生各八分　炙甘草五分

水煎，服二剂。

---

① 纫（rèn 任）筋：即筋脉、筋膜形成联结。纫：缝缀之意。《千金要方》有“妊娠六月，始受金精，以成其筋”语，可资参考。

八月养胎

妊娠八月，始受土精，以成皮肤。和心静息，无使气极，是谓密腠理而光泽颜色。是月手阳明大肠脉养胎，其经不可针灸。大肠主九窍，此时儿九窍皆成。毋食燥物，毋大怒。若胎气不安，气逆气喘，不问有无外感，宜和胎调气饮。

和胎调气饮

陈皮去白，炒，二钱　黄芩酒炒，一钱五分　茯苓炒　白术蜜炙。各一钱　枳壳麸炒　苏梗各八分　炙甘草五分

水煎服，七日进一服。

九月养胎

妊娠九月，始受石精，以成皮毛六腑，百节无不悉备。饮醴、食甘、缓带，是谓养毛发致才力。是月足少阴肾脉养胎，其经不可针灸。肾主续缕[①]，此时儿脉络续缕皆成。毋处湿冷，毋着炙衣。故虽无他证，亦宜顺气和中安胃，使无难产之患，宜顺胎饮。

顺胎饮

当归二钱　白术蜜炙，一钱五分　黄芩酒炒　苏梗　白芍酒炒　大腹皮酒炒。各一钱

水煎服，八日进一服。

十月养胎

妊娠十月，五脏俱备，六腑齐通，纳天地气于丹田关节，人神皆备，待时而生。是月足太阴膀胱脉养胎，其经不可针灸。

---

①　续缕：接连不断的意思，此处指肾的生生不息功能。《千金要方》："九月，始受石精，六腑百节莫不毕具，足少阴脉养之，其经内属于肾，主续缕，是时经脉续缕皆成。"

自初月至此，唯手少阴手太阳心脉也，以君主之官，无为而尊也，宜滑胎饮。

滑胎饮

当归　茯苓各一钱五分　白术蜜炙　川芎煨　香附制　陈皮去白。各一钱　苏梗八分　黄芩酒炒，五分　炙甘草三分

水煎服。如气虚，加人参一钱；胎肥者，加枳壳麸炒一钱五分，二三日进一服，至产方止。

初月胎证

妇人月经，一月不行，六脉平和，或见吞酸恶食，或见微寒微热，懒于举动，胎也。若六脉中见有病脉，便非。若知已有胎，而恶心呕吐，不思饮食，唯养血安胎、理气健脾为第一要策，宜中和汤。若少妇初次怀胎，一月满足，含羞不对人言，医者不识，误作阻经医治，致有头晕，恶心呕吐，饮食不进，腰腹疼痛，六脉浮紧，及体弱病后受胎，宜罩胎煎。

中和汤

人参六分　当归身一钱五分　砂仁炒　香附制。各一钱　白芍酒炒　茯苓　藿香　陈皮去白。各八分　炙甘草五分

水一盅半，煎七分，空心服。

罩胎煎

当归　白芍酒炒。各一钱半　枳壳麸炒，二钱　砂仁一钱　炙甘草五分

水煎，空心服。

二月胎证

妊娠禀受怯弱，受胎一月，便有阻病，颜色如故，脉息和顺，但觉肢体沉重，头目昏眩，恶食择食，甚者或作寒热，呕

吐痰水，恍惚不能支持，宜茯苓汤。若脏寒呕恶，胎气不安，宜理阴煎。若心虚烦闷，恶进饮食，宜木瓜汤。若胃虚气逆，呕吐不食，宜缩砂散。若寒俭之妇，移砖运瓦，触伤胎气，致胎不安，宜和气散。若惯堕胎者，宜每月服和气散两剂，保过五个月而止。

茯苓汤

赤茯苓　熟地黄各一钱　半夏制，炒黄，一钱半　旋覆花　人参　白芍炒　川芎　桔梗　甘草炙　橘红各七分

姜七片，水煎，滤渣服。

理阴煎

熟地黄三钱　当归二钱　炙甘草一钱　干姜炒，一钱

水一盅半，煎七分，食远服。

木瓜汤

人参一钱　木瓜　橘红　枇杷叶去毛，蜜炙　麦冬去心　藿香各八分　竹茹弹子大一丸

姜三片，水煎，温服。

缩砂散

缩砂仁炒，去壳

研极细末，每服二钱，姜汁调米饮下。

和气散

藿香　陈皮　白术蜜炙　砂仁炒　黄芩　桔梗　益智仁各一钱　厚朴姜制　枳壳麸炒。各一钱半　甘草炙　苏叶各八分　小茴七分

灯心十茎，水煎，空心服。

三月胎证

妇人受胎，经三月而堕者，虽气血不足，亦中冲脉有伤。中冲即阳明胃脉，供养胎孕。至此时，必须节饮食，绝嗜欲，

戒恼怒。若胎动不安，宜千金保胎丸。若大便燥厥，腹满，努力难解，无故悲泣，谓之脏躁，宜清燥汤。若值天时大寒大热，所染各证，宜和气散加减服之。

千金保胎丸

杜仲姜汁炒断丝　白术蜜炙。各二两　当归酒洗　熟地黄姜汁炒　阿胶蛤粉炒成珠　益母草　川续断酒炒　香附米四制者　条芩酒炒。各一两　川芎　艾叶醋煮　陈皮去白。各五钱　砂仁二钱五分　炙甘草一钱

上为末，枣肉和丸梧子大，每服百丸，空心米饮下。

清燥汤

瓜蒌仁炒研　白芍酒炒　当归身各一钱半　生地黄酒洗　麦冬去心　麻仁炒。各二钱　枳壳麸炒　条芩各一钱　甘草四分　松子仁三钱

河水煎，入蜂蜜十匙，温服。

和气散

藿香　陈皮　白术蜜炙　砂仁炒　黄芩　桔梗　益智仁各一钱　厚朴姜汁炒　枳壳麸炒。各一钱半　甘草　苏叶各八分　小茴七分　灯心十茎

水煎服。热，加柴胡一钱，黄芩加倍；疟，加青皮一钱，草果一钱五分；嗽，加杏仁去皮尖，杵、五味子各一钱半；喘，加香附米制一钱；呕，加茯苓、半夏制，炒黄各一钱。

四月胎证

妊娠四月，身体困倦，寒热往来，饮食无味，贪睡头晕，四肢酸软，宜活胎散。若内热体倦，腰腿酸痛，白带淋沥，小便频数，不思饮食，宜固真饮。

活胎散

苏叶六分　枳壳麸炒，一钱三分　厚朴姜制　香附制。各一钱　砂仁　苍术米泔浸　陈皮去白。各七分　小茴香　甘草各五分

水煎，温服。

固真饮

白术蜜炙　条芩　续断盐水炒　白莲须　芡实　广陈皮　杜仲盐水炒断丝　山药各一钱半　麦冬去心，二钱　白建莲不去心，五粒，杵

天泉水或井华水煎服。

五月胎证

胎临五月，妊娠困弱，但觉腹重贪睡，饮食无味，腹中膨胀，宜瘦胎饮。若禀赋虚弱，胎萎不长，由血虚者，宜四物汤加香附、砂仁；由气虚者，宜四君汤加香附、砂仁；由气血两虚者，宜八珍汤加香附、砂仁。古人治胎前证，每将人参、砂仁同用，取其一补一顺。补①则气旺而无堕胎之患，顺则气和而无难产之忧，良要法也。

瘦胎饮

当归身　白术蜜炙。各七分　泽泻　白芍　枳壳麸炒　益母草　茯苓各一钱二分　砂仁　益智仁　香附制。各一钱　柴胡　甘草各五分

水煎，空心服。

加味四物汤

熟地黄　当归各一钱五分　川芎　白芍　香附制。各一钱　砂仁炒，五分

① 补：此字原脱，据文义补。

姜三片，枣二枚，水煎服。

加味四君汤

人参　白术蜜炙　茯苓各一钱五分　炙甘草　香附制。各一钱　砂仁炒，五分

姜三片，枣二枚，水煎服。

八珍养胎饮

人参　白术蜜炙　茯苓　熟地黄　当归　白芍　川芎　香附制。各一钱　砂仁炒，去壳，五分　炙甘草五分

姜三片，枣二枚，水煎服。

六月胎证

妊娠元气不实，发热倦怠，致胎不安，宜当归散。若饮食不甘，呕吐不止，宜加味六君汤。若脾胃气虚，不能承载，致胎作胀，或胀作痛，宜加味安胎饮，不应，宜补中益气汤。

当归散

当归　川芎　白芍炒　白术蜜炙　黄芩酒炒。各五钱

为末，每服二钱，白汤调下。若因气恼不安，加枳壳麸炒五钱；胸膈痞闷，再加苏梗三钱；或作疼痛，加柴胡五钱。

加味六君汤

人参　白术蜜炙。各一钱半　茯苓　陈皮去白　半夏制，炒黄　苏叶　枳壳麸炒。各八分　炙甘草五分

姜三片，枣二枚，水煎服。

加味安胎饮

白术蜜炙，二钱　人参　当归　熟地黄　川芎　白芍　陈皮　苏叶　黄芩蜜炙　炙甘草各一钱　升麻五分

姜三片，枣二枚，水一盅半，煎七分服。一方有砂仁。

补中益气汤

人参 黄芪蜜炙 白术蜜炙 炙甘草各一钱半 当归一钱 陈皮五分 升麻炒 柴胡各三分

姜三片，枣二枚，水煎，空心服。

七月胎证

妇人受孕，遇三、五、七阳月，往往堕胎。如前次三个月而堕，则后次有胎必如期复堕。故半产后，须多服养气血、固胎元之药，以补其虚。若后次有胎，必先于两个月半后，即服清热安胎药数剂，以防三月之堕。至四个半月后，再服八九剂，防过五月。至六个半月，再服五七剂，以防七月。及至九个月，可保无虞矣。其预防堕胎之药，三月以前，宜芎归补中汤或泰山磐石散。五月以前，宜安胎饮或加味异功散，如呕吐，宜加味六君煎。七月以前，宜保胎无忧丸或加味益气汤，如有别证，更加斟酌，此月防过，尤宜服安胎丸。

芎归补中汤

川芎① 黄芪蜜炙 当归酒洗 白芍酒炒 白术蜜炙。各一钱半 阿胶蛤粉炒珠 五味子 干姜炮。各一钱 人参 杜仲盐水炒断丝 木香不见火 炙甘草各五分

水一盅半，煎七分，不拘时服。一方无木香。

泰山磐石散

人参 黄芪蜜炙 川续断 黄芩 当归各一钱 白芍酒炒 熟地黄各八分 川芎 砂仁研 炙甘草各五分 白术蜜炙，二钱 糯米三钱

水一盅半，煎七分，食远服。但觉有孕，三五日常服一剂，

---

① 川芎：此二字原无，据本卷“妊娠至宝”芎归补中汤补。

方保无虞。若有热者，倍用黄芩，少用砂仁；胃弱者，倍用砂仁，少加黄芩。

安胎饮

白术蜜炙　当归　条芩炒　苏梗各一钱　熟地黄　白芍各八分　川芎　香附制　砂仁炒，研。各六分　陈皮五分　甘草四分

水煎服。如胎不安，加阿胶蛤粉炒珠一钱；胎痛倍用砂仁。

加味异功散

人参　白术蜜炙　当归　川芎　陈皮①　茯苓　阿胶蛤粉炒珠　麦冬去心　甘草各等分

姜三片，枣二枚，水煎服。

加味六君煎

人参　白术蜜炙　茯苓　炙甘草　陈皮去白　半夏姜制，炒黄色　白扁豆姜汁炒　砂仁炒。各一钱

姜五片，枣四枚，水一盅半，煎七分，食远服。

保胎无忧丸

党参饭上蒸三次　白术蜜炙黄，勿焦　当归酒炒。各四两　大熟地酒蒸，六两　茯苓乳蒸三次　山药乳蒸三次　杜仲姜汁炒断丝　白芍酒炒。各三两　川芎炒黑，二两　续断酒洗，晒干，五两　子芩酒炒　砂仁炒，另研细末　甘草蜜炙。各一两　糯米炒，五两

为末，蜜丸，每服三钱，白汤下，早晚各一服。

加味益气汤

人参　黄芪蜜炙　白术蜜炙　甘草炙。各一钱五分　当归二钱　川芎　砂仁　陈皮　酸枣仁炒。各八分　升麻炒　柴胡各三分

姜三片，枣二枚，水煎，空心服。

---

① 陈皮：章福记石印本、广益铅印本此下有“去白”二字。

安胎丸

生地黄四两，砂仁末一两拌酒，蒸晒九次　当归身酒炒　白芍酒炒　白术各三两。切片，饭上蒸、晒五次，蜜炙　陈皮去白　条芩酒炒　川续断盐水炒　杜仲盐水炒断丝　麦冬去心。各二两

以上为末，蜜丸桐子大，每朝砂仁汤送下四钱。如脾虚泄泻，加淮山药、菟丝饼各三两；气虚，加人参二两；血虚，加阿胶蛤粉炒珠二两。

八月胎证

妊娠七八个月，觉胎气展大，恐患难产，宜束胎丸，以扶母气，缩儿胎，使之易产。然必胎气强盛者，乃可服。又妊娠常苦难产，至七八月，心更恐惧，致胎不安。盖恐则气怯，怯则上焦闭，下焦胀，气乃不行，以致难产，宜达生散，以宽其气。

束胎丸

条芩酒炒，勿太熟，春、冬用五钱，秋七钱，夏一两　白术蜜炙，三两　陈皮二两　茯苓七钱五分

为末，糊丸，每服五十丸，白汤下。

达生散

大腹皮酒洗，二钱　甘草炙，一钱五分　当归　白术蜜炙　白芍各一钱　人参　陈皮　苏叶　枳壳麸炒　砂仁各五分

水一盅半，煎七分服。

九月胎证

妊娠八九月，胎动不安，心腹疼痛，面目青冷，汗出，气欲绝。此由劳动用力，有伤胎宫，宜钩藤汤。若胎动下血，宜胶艾芎归汤。

钩藤汤

钩藤　当归　人参　茯神各一钱　桔梗一钱五分　桑寄生五分

水煎服。

胶艾芎归汤

阿胶蛤粉炒珠　当归　川芎　艾叶各二钱　炙甘草一钱

水煎服。

十月胎证

妊娠难产，多由气血虚弱，荣卫涩滞以致之。故生不可催，只宜调和气血，气充血盈，产自无虞。若素禀虚弱，胎素不安者，临月宜常服五福饮。若胎肥气逆，临蓐难产者，宜保生无忧散。若素患产难者，欲缩胎易生，宜达生散。若保产催生，屡试屡验，唯资生汤、福胎饮堪称神剂。

五福饮

人参二三钱　熟地黄三四钱　当归二三钱　白术蜜炙，一钱五分　炙甘草一钱

水一盅半，煎七分，食前温服。

保生无忧散

当归酒浸，炒　枳壳盐水炒　川芎　木香不见火　白芍酒炒　炙甘草各一钱半　血余煅存性，另研末　乳香另研末。各五分

水煎，入血余、乳香二味末药，不拘时服。

达生散

大腹皮二钱，豆汁浸、水洗四次，净，晒干　人参　陈皮　紫苏叶　当归身　白芍酒炒　白术蜜炙。各一钱　炙甘草五分　葱白一茎　黄杨树头七枚

春加川芎，夏加黄芩，秋冬加砂仁、枳壳。水煎服。

资生汤

紫厚朴姜汁炒　蕲艾醋炒。各七分　当归酒洗　川芎各一钱半　川贝母去心，另研　菟丝子各一钱　川羌活　甘草各五分　荆芥穗　生黄芪各八分　枳壳麸炒，六分　白芍酒炒，一钱二分

姜三片，水二盅，煎八分，入川贝母末和匀，空心温服。临月服三五剂，永无难产之患。若七个月服起，七月服一剂，八月服二剂，九月服三剂，十月服三五剂，临产再服一剂，其效如神。

福胎饮

当归一两，酒洗　枳壳麸炒　川芎三钱　益母草二钱　黄芪五钱

水煎服。临盆将产，服此最妙。

安胎总论

妊娠脾胃旺，气血充，则胎安产易，子亦多寿，何必服药。若气血衰，脾胃弱而饮食少思，则虚证百出，或不妊，或妊而屡堕，更或外感六淫，内伤七情，耗散真元，皆堕胎之由也。故参、术、条芩，乃安胎之圣药，芎、归、熟地，实补血之良方。佐以苏叶、陈皮，可为常服之剂。妊成六月之前，其胎尚未转运，茯苓性降，不宜多用。黄芪肥胎，岂可常加。香附虽胎喘宜加，久服则虚人有害。砂仁虽止呕定痛，多服亦动血行胎。历考丹溪之论不过数言，安胎之方只于三四，若能加减医治，可以十全八九。

胎寒不安

胎寒之证，或吞酸吐酸，或呕恶胀满，或喜热畏凉，或下寒泄泻，或脉多沉细，而胎有不安者，宜温胃饮、理阴煎加减主之。

温胃饮

人参一二钱　白术蜜炙，一二钱　扁豆炒，二钱　干姜炒焦，一二钱　炙甘草一钱　当归一二钱，滑泄者不用

水煎，食远温服。若下寒带浊，加破故纸一钱；气滞，加木香七分；腹痛，加砂仁七分；泄泻，加白豆蔻一钱。如兼外邪及肝胃病，加肉桂、桂枝，甚者加柴胡一钱。脾虚下陷，加升麻三五分；湿痰痞满，加茯苓一二钱；脾胃虚极，呕吐不止，倍用参、术。

理阴煎

熟地黄三五钱　当归二三钱　炙甘草一二钱　干姜炒，一钱

水煎，温服，或加肉桂一钱。若脾肾两虚，或呕或胀，加茯苓一二钱；泄泻不止，去当归，加山药、扁豆、破故纸各一钱；腰腹疼痛，加杜仲炒断丝、枸杞各一钱；腹胀滞痛，加陈皮、砂仁各一钱；如兼外邪，加柴胡一钱。

胎热不安

胎热之证，必多烦热。或渴或燥，或上下不清，或漏血溺赤，或六脉滑数，而胎有不安者，宜凉胎饮、保阴煎。

凉胎饮

生地黄　白芍各二钱　黄芩　当归各一二钱　甘草七分　枳壳麸炒　石斛各一钱　茯苓一钱五分

水煎，食远温服。如热甚，加黄柏一钱。

保阴煎

生地黄　熟地黄　白芍药各二钱　淮山药姜制　川续断　黄芩　黄柏各一钱半　甘草一钱

水煎，食远温服。如小水多热，或怒火动血，加栀子炒焦一钱；夜热身热，加地骨皮一钱五分；肺热多汗，加麦冬、酸枣

仁各一钱；血热甚者，加黄连一钱；血虚血滞，筋骨肿痛，加当归一二钱；气滞而痛，去熟地黄，加陈皮、香附各一钱；血脱血滑，日久不止，加地榆一钱或乌梅一个；肢节筋骨肿痛，加秦艽、丹皮各一钱。

胎虚不安

胎气有虚而不安者，最费调停，要皆以胎元饮为主。若心脾气虚者，宜逍遥饮、归脾汤。若肝肾血虚者，宜左归饮、固阴煎。若脾肾气虚而兼带浊者，宜秘元煎、菟丝煎。若气血俱虚者，宜八珍汤、十全大补汤。

胎元饮

人参　当归　杜仲盐水炒断丝　白芍炒。各二钱　熟地黄二三钱　白术蜜炙，一钱五分　炙甘草一钱　陈皮七分，无滞不用

水煎服。如下元不固而多遗浊者，加淮山药、补骨脂各一钱；气虚，倍白术加黄芪蜜炙一钱胸膈不快者芪、术俱勿用；虚而兼寒多呕，加炮姜一钱；虚而兼热，去杜仲，加黄芩一钱五分，或加生地黄二钱；阴虚小腹痛，加枸杞二钱；多怒气逆，加香附制一钱，或加砂仁炒一钱；触伤动血，加川续断、阿胶炒珠各一钱；呕吐不止，加半夏制，炒黄一钱，生姜三五片。

逍遥饮

当归一二钱　白芍一钱五分　熟地黄三五钱　酸枣仁炒，二钱　茯苓一钱五分　远志肉三五分　陈皮八分　炙甘草一钱

水煎，温服。如气虚，加人参一二钱；气滞，加香附制一钱。

归脾汤

人参　黄芪蜜炙　白术蜜炙　茯苓　酸枣仁炒。各二钱　远志肉　当归各一钱　木香不见火　炙甘草各五分　圆眼肉七枚

水煎，食远服。

左归饮

熟地黄二三钱　淮山药　枸杞各二钱　炙甘草一钱　茯苓一钱五分　山萸肉一钱，畏酸者少用

水煎，食远服。如肺热而烦，加麦冬去心二钱；血滞，加丹皮二①钱；心热而躁，加玄参二钱；脾热易饥，加白芍二钱；肾热骨蒸多汗，加地骨皮二钱；血热妄动，加生地黄二钱；阴虚不宁，加女贞子二钱；血虚而燥，加当归二钱。

固阴煎

人参一二钱　熟地黄三五钱②　淮山药姜制，二钱　山萸肉一钱五分　远志肉炒，七分　炙甘草一钱　五味子十四粒　菟丝子炒香，二钱

水煎，食远服。如阴虚微热，加川续断二钱；腹痛溏泄，加补骨脂一钱；肝肾血虚，小腹疼痛，加当归二三钱；脾虚多湿，或兼呕恶，加白术一二钱；元气不固，加升麻炒一钱；心虚不眠，多汗，加酸枣仁炒二钱。

秘元煎

远志肉炒，八分　淮山药姜制，二钱　芡实炒，一钱　酸枣仁炒，杵，二钱　白术蜜炙　茯苓各一钱五分　炙甘草一钱　人参一二钱　北五味十四粒，畏酸者去之

水煎，食远服。气虚，加黄芪蜜炙一钱；有热，加苦参一钱。

菟丝煎

人参　淮山药　当归　菟丝子制炒　酸枣仁炒　茯苓　炙甘

① 二：广益石印本为“三”。
② 三五钱：章福记石印本、广益铅印本均作“二钱”。

草　远志肉制，四分

上加白术蜜炙一钱，水煎，调鹿角霜研末一二钱服。

八珍汤

人参　白术蜜炙　茯苓　炙甘草　熟地黄　当归　川芎　白芍各等分

姜三片，枣二枚，水煎服。

十全大补汤

人参　白术蜜炙　茯苓　黄芪蜜炙　当归　熟地黄　白芍　川芎各一钱　肉桂　炙甘草各五分

姜三片，枣二枚，水煎服。

胎实不安

胎实而不安者，唯其素本不虚，而或多郁滞者有之，治宜开之导之。若呕吐不止者，参橘汤。食滞胀满者，小和中饮。肝气滞逆胀满者，解肝煎。怒动肝火者，化肝煎。脾肺气滞上攻作痛者，紫苏饮。气滞兼痰者，四七汤。气滞兼火者，枳壳汤。

参橘汤

人参　陈皮　麦冬去心　白术蜜炙。各一钱　厚朴姜制　茯苓各五分　炙甘草三分

上加淡竹茹弹子大一丸，姜三片，水煎，温服。若中脘停痰，加枳壳麸炒、半夏姜制，炒黄各一钱。

小和中饮

陈皮　茯苓　厚朴姜制。各一钱半　山楂　扁豆炒。各二钱　甘草五分

姜五片，水煎服。呕吐，加半夏姜制，炒黄一钱；胀满，加砂仁七分；火郁，加栀子炒黑一钱；气逆血滞，加紫苏梗、香附

制各一钱；寒滞，加干姜一钱，肉桂五分。

解肝煎

陈皮　半夏姜制，炒黄　厚朴姜制　茯苓各一钱五分　苏叶　白芍各一钱　砂仁七分

姜三片，水煎服。如胁腹胀痛，加白芥子一钱；胸膈气滞，加枳壳麸炒、香附制各一钱。

化肝煎

青皮　陈皮各二钱　白芍　丹皮　栀子炒焦　泽泻各一钱五分　贝母二三钱

水煎，食远温服。大便下血，加地榆；小便下血，加通草各一钱五分，去泻，加甘草；兼寒热，加柴胡一钱；火盛，加黄芩一钱；胁腹胀痛，加白芥子一钱。胀满勿用白芍。

紫苏饮

大腹皮　川芎　白芍　陈皮　苏叶　当归各一钱　人参　甘草各五分

姜三片，葱白一茎，水煎服。

四七汤

半夏姜制，一钱五分　茯苓一钱二分　苏叶六分　厚朴姜制，九分

姜七片，枣二枚，水煎服。或加当归一钱更妙。

枳壳汤

枳壳①麸炒　黄芩酒炒，一钱　白术蜜炙，二钱

水煎，食远服。气滞，加陈皮一钱，茯苓八分。

胎瘘不长

妊娠五六个月，胎瘘不长，由于妊母禀赋虚弱。若气血两

---

① 枳壳：此二字原脱，据广益石印本补。

虚，宜八珍汤方见前“胎虚不安”条中，参、术、茯苓宜加倍。若脾胃虚弱，宜六君子汤。但使饮食强壮，水谷运化，则气血日生，而胎自长矣。若素有风冷，宜长胎白术丸。

六君子汤

人参　白术蜜炙　茯苓　炙甘草　陈皮　半夏制，炒黄

姜、枣为引，水煎服。若郁怒、胁痛、呕吐、寒热往来，加柴胡、山栀、枳壳、紫苏、桔梗。

长胎白术丸

白术蜜炙　茯苓①　川芎　阿胶炒珠　干地黄各六钱　牡蛎煅，研，二钱　川椒去目，一钱

蜜丸，米饮下，每服三十丸。

胎气上逼

妊娠将养如法，则气血调和，胎安而产亦易，否则胎动气逆，临产亦难且危矣，治宜芩术汤加阿胶。

芩术汤

子芩三钱　白术蜜炙，一钱五分

上加阿胶炒珠一钱，水煎服。风邪加干姜、豆豉各一钱，寒加葱白三茎，热加天花粉一钱。寒热加柴胡一钱。项强加葱白三茎。温热腹痛加白芍一钱。腹胀加厚朴姜制一钱。下血加熟艾、地榆各一钱。腰痛加杜仲盐水炒。惊悸加黄连一钱。烦渴加麦冬去心一钱，乌梅一个。思虑太过加茯神一钱。痰呕加旋覆花、川贝母去心各一钱，或酌用半夏曲一钱。劳役加黄芪一钱。气喘去白术，加香附制一钱。便燥加麻仁一钱。素惯难产，加枳壳麸炒、苏叶各一钱。素惯堕胎，加杜仲盐水炒一钱。若素血

---

① 茯苓：此二字原脱，据广益石印本补。

虚，加川芎、当归各二钱。

胎气攻心

妊娠过食辛热毒物，热积胎中，以致胎儿不安，手足乱动，上攻心胞，母多痛苦，宜调中和气饮、胜红丸。

调中和气饮

大黄　石膏各一钱　槟榔　枳壳麸炒　黄芩　知母各八分　黄连六分　黄柏五分　柴胡三分

水煎，空心服。

胜红丸

红花子研，去油，十粒　百草霜一钱

为末，粳米糊丸，葱汤下。

胎气喘急

妊娠过食生冷，兼有风寒客于胃肺，因而痰喘气紧，夜卧不安，宜紫苏安胎饮。

紫苏安胎饮

紫苏　枳实麸炒　大腹皮　桔梗　贝母去心　知母　桑白皮　当归各八分　甘草　五味子　石膏煅。各三分

水煎服。

胎　动

妇人受妊，则碍脾运化，迟则生湿，湿则生热，热则血易动，血动则胎不安，犹风撼其木，人折其枝也。火能消物，造化自然之理，故胎之堕也，属虚属热者常多，治宜清热养血。若素惯半产者，宜金匮当归散。脾虚而血热者，宜四圣散。肝肾虚而血热者，宜凉胎饮方见前“胎热不安”条中。肝脾虚而血热者，宜固阴煎方见前“胎虚不安”条中。若素禀虚弱，或值天行炎

热，或患热证病，愈后而胎有不安者，宜芩术汤。黄芩、白术为安胎之圣药，盖为血热胎不安者言也。

金匮当归散

黄芩　白术蜜炙　当归　川芎　白芍各一两

为末，每服三钱，米饮调下。

四圣散

条芩　白术蜜炙　砂仁炒　阿胶炒珠

上各等分，研极细末，每服二钱，蕲艾煎汤调服。一方有白芍，无阿胶。若改散为汤，则砂仁用当减半。

芩术汤

子芩三钱　白术蜜炙，一钱五分

水煎服。急则一日服二剂，缓则五日服一剂。

胎　漏

妊娠，心腹痛而下血者，为胎动；不痛而下血者，为胎漏。大抵胎漏，由血热者下血必多。若内热作渴者，宜益母四物汤。血黑成片者，宜加味三补丸。血虚者，胶艾四物汤或二黄散。血虚微热者，宜续断汤。气虚者，宜胶艾四君汤。气虚有热者，宜香砂四物汤。劳役下虚者，宜加味枳壳汤。劳役感寒，以致气虚下堕者，宜芎归补血汤。房劳触伤者，宜八珍汤方见前“胎虚不安”条中，加阿胶一钱，蕲艾五分。下血过多者，宜八珍汤方见前“胎虚不安”条中，未应，用补中益气汤。脾胃虚弱而下血不止，宜补中益气汤加五味子。脾胃虚陷而下血不止，宜补中益气汤倍加柴胡、升麻。若漏血如月经，以致胞干子母俱损者，宜二妙煎。若漏下黄汁如豆汁甚多者，宜黄芪汤。若火热迫血妄行者，宜凉胎饮方见前“胎热不安”条中。热甚者，徙薪饮。若肝经有风热者，宜防风黄芩丸。若怒气伤肝而暴下血者，宜保阴煎方见前“胎热不安”条中。若母气壮盛，身无所苦，而月经如常漏下者，此荫胎有余而血之溢也，儿大能饮血自止矣，不必治之。然亦不可使之多下，治宜和血凉血，健脾安胎，宜四妙散。

益母四物汤

熟地黄　当归　白芍酒炒　川芎　益母草　黄芩酒炒　黄连姜汁炒　白术蜜炙。各一钱

水煎，食前服。

加味三补丸

黄芩酒炒　黄连酒炒　黄柏酒炒　香附制　白芍酒炒。各一钱

水煎，温服。

胶艾四物汤

阿胶炒珠　艾叶　熟地黄　当归　川芎　白芍酒炒。各一钱

水煎服。

二黄散

生地黄　熟地黄各等分

为末，每服三钱，白术蜜炙、枳壳麸炒各一钱，煎汤调下。

续断汤

当归　生地黄各一钱　川续断　赤芍各五钱

上为末，每服二钱，空心，葱白煎汤调下。

胶艾四君汤

人参　白术蜜炙　茯苓　甘草炙　阿胶炒珠　黄芩酒炒。各一钱

姜三片，枣二枚，水煎服。

香砂四物汤

熟地黄　当归　白芍　川芎　阿胶炒珠　条芩各一钱　砂仁

香附炒黑　艾叶各五分

糯米一撮，水煎服。

加味枳壳汤

白术蜜炙　熟地黄各一钱　生地黄　枳壳麸炒　黄芩炒。各五分

水煎服。未效，加当归一钱。

芎归补血汤

黄芪蜜炙　当归　白芍　白术蜜炙。各一钱半　阿胶炒珠　五味子杵　干姜炮。各一钱　人参　杜仲盐水炒断丝　炙甘草各五分

水煎服。一方有木香五分。

补中益气汤

人参　黄芪蜜炙　白术蜜炙　甘草炙。各一钱五分　当归一钱　陈皮五分　升麻　柴胡各三分

姜三片，枣二枚，水煎，空心服。

二妙散

熟地黄炒　干姜炮。各一二钱①

为末，米饮调服。

黄芪汤

黄芪二两　糯米一合

水煎服。

徙薪饮

陈皮八分　黄芩二钱　麦冬去心　白芍　黄柏　茯苓　牡丹皮各一钱五分

水煎，食远温服。如郁气逆肝，胁痛动血者，加青皮、山

① 一二钱：章福记石印本、广益铅印本均作“二钱”。

栀仁炒黑各一钱。

防风黄芩丸

条芩炒黑　防风等分

为末，酒丸，米饮送下二钱。

四妙散

当归二钱　川芎　白术蜜炙　黄芩各一钱

水煎，食远服。如未效，加阿胶炒珠一钱。

痛　　胎

妊娠，初受妊时，即常患腹痛者，此由血热之故，名曰痛胎。一时不能速愈，宜时服栀芩汤数剂。

栀芩汤

山栀仁　黄芩　当归　元参　枳壳麸炒　苏梗　陈皮　白芍　杜仲盐水炒断丝。各等分

水煎服。

滑　　胎

妊娠有三四月而堕者，有六七月而堕者，有屡孕屡堕者，由于气血不充，名曰滑胎，宜固胎丸、益母丸。

固胎丸

人参　黄芪蜜炙　茯苓　白术蜜炙　杜仲盐水炒　川续断　山萸肉　白芍　丹参　川芎　山药　当归　生地黄　香附制　砂仁　薄荷

水煎服。

益母丸

益母草一斤　当归四两

为末，蜜丸弹子大，白汤下。

胎　热

妊娠将临月，两目失明，不见灯火，头痛眩晕，腮颔肿，不能转侧，此肝经热毒上攻，由过食炙煿、火酒、辛辣等物，名曰胎热，宜①消风散、天冬饮。

消风散

荆芥　甘草　羌活　川芎　人参　茯苓　僵蚕炒　防风　藿香叶　蝉蜕去翅、足　陈皮去白　厚朴姜制

水煎，食远服。

天冬饮

天门冬去心　知母炒　茯苓　羌活　人参　防风　五味子　茺蔚子

水一盅，煎七分，食远服。

胎　寒

妊娠不守禁忌，纵恣口腹，过食生冷瓜果，及当风取凉，以致胎冷不安，胸腹胀痛，肠中虚鸣，四肢拘急，泄泻欲绝，名曰胎寒，宜安胎和气饮。

安胎和气饮

诃子煨　白术蜜炙。各二钱　陈皮　良姜炒　木香　白芍　炙甘草　陈米各一钱

姜五片，水煎服。

小　产

小产非正产之证，不可作产前治。盖小产，气血大伤，胎动而下，必损带脉，急宜大补气血，则带脉损处可以复生。他

① 宜：此字原脱，据章福记石印本、广益铅印本补。

日受妊，庶无再损之患，宜大补地黄汤。

大补地黄汤

人参　白术蜜炙　当归各五钱　茯苓三钱　熟地黄一两　杜仲盐水炒，二钱　炮姜五分

水煎服。

半　　产

妊娠三月，未成形而胎下者为堕胎，五月而堕者为小产，七月而堕者为半产，此皆重于大产，但人视为轻，忽而殒命者有之。治宜补血养气，生新去瘀。若未足月，痛而欲产，下血不止，宜芎归补血汤，倍加知母。正产而下血不止，宜人参黄芪汤。产而血瘀，心腹疼痛，手按愈甚，宜当归川芎汤。胎气弱而小产，宜八珍汤方见前“胎虚不安”条中。血出过多而发热，宜圣愈汤。汗出不止，宜独参汤。发热烦躁，大渴面赤，脉洪而虚，宜当归补血汤。身热面赤，脉沉而细，宜姜附四君汤。

芎归补血汤

黄芪蜜炙　当归　白术蜜炙　杜仲盐水炒　白芍各一钱　干姜　阿胶炒珠　川芎　五味子　木香不见火　人参　甘草炙。各五分

上加知母二钱，水煎服。一方无木香。

人参黄芪汤

人参　黄芪蜜炙　当归　白术蜜炙　白芍　艾叶各一钱　阿胶炒珠，二钱

水煎服。

当归川芎汤

当归　熟地黄　白芍炒　玄胡索炒　川芎　桃仁去皮尖，捣　红花　香附制　青皮炒　泽兰叶　牡丹皮

水煎，入童便、酒各小半，冲服。

圣愈汤

人参　川芎　当归　熟地黄酒蒸　生地黄酒洗　黄芪蜜炙。各一钱

水煎服。

独参汤

人参二两

水一盅半，煎七①分，温服。

当归补血汤

黄芪蜜炙，一两　当归三钱

水一盅半，煎八分，食远服。

姜附四君汤

人参　白术蜜炙　茯苓　炙甘草各一钱　干姜炮　附子制熟。各五分

小产胞宫下陷

妊娠年及中衰，胎元无力，则常有胎不能长，及多小产昏晕之患，此气血衰败而然。血气既衰，则凡小产之后，往往有胎既落，而复又下坠。如更有一胎欲产者，此非胎也，乃因气虚，而胞宫随胎下陷也。妊娠不知，必至惊慌，抑知此无足虑。但以寿脾煎加升麻五分，或八珍汤方见前“胎虚不安”条中，或十全大补汤方见前“胎虚不安”条中，或芎归补血汤方见上“半产”条中治之，则自安矣。

寿脾煎

白术蜜炙，二三钱　当归　山药各二钱　炙甘草一钱　酸枣仁一钱五分　远志制，三五分　干姜炮，一二钱　莲肉去心，炒，二十粒

---

① 七：广益石印本作“八”。

人参随宜二三钱，急则用一两

加升麻炒五分，水煎服。

安　胎　下

暗产须知

妇人受胎在腹，七日一变，辗转相成，各有相生。今妇人堕胎，在三、五、七月者多，在二、四、六月者少。脏阴而腑阳，三月属心，五月属脾，七月属肺，当在五脏之脉，阴常易亏，故多堕耳，此其可知者也。唯一月堕胎，人皆不知有胎，但谓不孕，不知其已受孕而堕也。一月属肝，怒则堕。多洗下体，则窍开亦堕。既堕一次，则肝脉受伤，他次亦必如期而堕。今之无子者，大半是一月暗堕，非尽不孕也。故凡初交之后，最宜将息，切勿交接以扰子宫。勿怒勿劳，勿举动，勿洗浴，而又常服养血顺气之药方见下文“妊娠至宝”条中，审证选用可也，胎可保矣。

妊娠至宝

堕胎乃血虚气弱，不能荣养而自堕。譬诸草木，枝枯则果落，藤萎而花坠，胎亦如之。盖气虚则提摄不固，血虚则灌溉不周，是以胎堕。故善保胎者，必当专补气血，以胎元饮为主，而加减用之。次则芎归补中汤、泰山磐石散、千金保胎丸、保胎无忧丸，皆夺造化之功，妊娠之至宝也。

胎元饮

治妇人冲任失守，胎元不固，宜随证加减用之，或间日或二三日服一剂。

人参随宜　当归　杜仲盐水炒断丝　白芍各二钱　熟地二三钱

白术蜜炙，一钱五分　炙甘草一钱　陈皮七分，无滞不用

水二盅，煎七分，食远服。如下元不固而多遗浊者，加山药、补骨脂、五味子各一钱；气分虚甚者，倍白术，加黄芪蜜炙一钱，但芪、术气浮能滞胃口，倘胸膈有饱闷不快者，须慎用之；虚而兼寒多呕者，加炮姜七八分或一钱；虚而兼热者，加黄芩一钱五分，或加生地黄二钱，去杜仲；阴虚小腹痛，加枸杞二钱；多怒气逆者，加香附制七分，或加砂仁七分；若有所触而动血者，加川续断炒、阿胶炒珠各一二钱；呕吐不止，加半夏姜汁制，炒黄一二钱，生姜三五片。

芎归补中汤

治妊娠气血两虚、半产。

川芎　当归　黄芪蜜炙　白术蜜炙　人参　白芍炒　杜仲盐水炒　五味子炒，杵　阿胶蛤粉炒珠　艾叶各一钱　甘草炙，五分

水二盅，煎七分服。

泰山磐石散

治妇人气血两虚，或肥而不实，或瘦而血热，屡有堕胎之患。

人参　黄芪蜜炙　当归　川续断炒　黄芩各一钱　川芎　白芍　熟地黄各八分　白术蜜炙，二钱　甘草炙　砂仁各五分　糯米一撮

水一盅半，煎七分，食远服。但觉有孕，三五日常服一剂，永保无堕。如有热者，倍黄芩，少用砂仁；胃弱者，倍砂仁，少加黄芩。

千金保胎丸

治妊娠腰背疼痛，善于小产。

杜仲四两，同糯米炒断丝为度　川续断二两，酒洗

上为末，山药糊丸。每服八九十丸，空心米饮下。

保胎无忧丸

党参饭上蒸三次　白术蜜炙黄，勿焦　当归酒炒。各四两　熟地黄酒蒸，六两　茯苓乳蒸三次　山药乳蒸三次　杜仲姜汁炒断丝　白芍酒炒。各三两　川芎炒黑，二两　续断酒洗，晒干，五两　子芩酒炒　砂仁炒，另研细末　甘草蜜炙。各一两　糯米炒，五两

为末，蜜丸，每服三钱，白汤下，早晚各一服。

恶　　阻

妊娠之初，经脉内闭，育养胎元，肠胃阻洳①，散入焦膈，逆气上冲，食饮辄吐，此由子宫经脉络于胃口，故逢食气引动，精气上冲，故恶闻食气，喜啖酸咸，四肢倦怠，多卧少起，厌厌困懒，名曰恶阻，俗谓病儿。轻者但以所思之物任意与之，必愈，甚者宜乌附汤。若呕吐痰水，宜参橘汤。若脾胃虚弱，宜异功散。若痰涎壅滞，宜半夏茯苓汤。若呕吐清水，恶寒发热，宜白术散。或体肥恶阻，痰必盛，宜加味六君汤。体瘦恶阻，火必多，宜加味温胆汤。若饮食停滞，胸膈胀闷，宜和中饮。若胸背胀满，宜芩连半夏汤。若腹中疼痛，宜和胃饮。若暴怒气逆，胎气上逼而呕吐者，宜解肝煎。

乌附汤

乌药　香附制　白术蜜炙　陈皮各一钱　人参　炙甘草各八分

姜三片，水盅半，煎七分服。吐甚者，加丁香、砂仁各七粒。

参橘汤

人参　陈皮　麦冬去心　白术蜜炙。各一钱　厚朴姜制　茯苓

① 阻洳（rù 入）：疑为“沮洳”。指低湿的地方，此处形容肠胃湿困。

各五分　炙甘草三分　淡竹茹一丸

姜三片，水煎，温服。

异功散

人参　白术蜜炙　茯苓　炙甘草　陈皮各一钱

姜三片，枣二枚，水煎服。

半夏茯苓汤

白术蜜炙，二钱　半夏汤泡，炒黄　陈皮　砂仁炒。各一钱　茯苓二钱五分　炙甘草五分

姜三片，枣二枚，乌梅一个，水煎服。

白术散

白术蜜炙，二钱　人参一钱　丁香六分　甘草三分

姜三片，水煎服。

加味六君汤

人参　白术蜜炙　茯苓　陈皮　半夏汤泡，炒黄　枳壳麸炒。各一钱　炙甘草五分

姜三片，枣二枚，水一盅半，煎七分服。

加味温胆汤

麦冬去心，二钱　陈皮　半夏汤泡，炒黄　茯苓各一钱五分　枳实麸炒　黄芩　芦根　竹茹各一钱　黄连姜制　炙甘草各五分

姜三片，枣二枚，水煎，温服。

和中饮

茯苓　陈皮　半夏汤泡，炒黄　厚朴姜制。各一钱半　山楂肉　白扁豆炒。各一钱　甘草五分　砂仁七分

姜三片，水煎服。如火郁于上，加山栀仁炒一钱。

芩连半夏汤

黄芩一钱二分　白术蜜炙　半夏姜制，炒黄　赤茯苓各一钱　黄

连　当归　枳壳麸炒　香附制　人参　苍术米泔浸　砂仁　甘草各五分

姜七片，水煎服。

和胃饮

陈皮　桔梗　厚朴姜制　小茴香　益智仁　藿香各八分　砂仁五分　苍术米泔浸，四分　甘草三分

水煎服。

解肝煎

陈皮　半夏姜制，炒黄　厚朴姜制　茯苓各一钱五分　苏叶　白芍各一钱　砂仁七分

姜三片，水煎服。

子　气

妊娠三月之后，两足浮肿，甚则自脚面肿至腿膝，饮食不甘，小水流利者，属湿气为病，名曰子气，宜赤苓汤。若两足发肿，渐至腿膝，或足趾缝间出水，乃水气肿满之故，宜天仙藤散。若脾胃虚弱，佐以四君子汤。未应，宜用补中益气汤，兼用逍遥散。

赤苓汤

厚朴姜制　陈皮去白。各八分　苍术米泔浸，炒，一钱　炙甘草五分　赤茯苓　桑白皮各一钱

姜三片，水煎服。

天仙藤散

天仙藤即青木香藤，洗，略炒　香附制　陈皮　乌药　甘草各一钱　木瓜三片　苏叶四分

姜三片，水煎，食前服，日服二次，以水尽肿消为度。若脾胃虚弱，佐以四君子汤人参、白术、茯苓、炙草各八分。

补中益气汤

人参　黄芪蜜炙　白术蜜炙　甘草炙。各一钱五分　当归一钱　陈皮五分　升麻　柴胡各三分

姜三片，枣二枚，水煎服。

逍遥散

当归　白术蜜炙　白芍　茯神　甘草　柴胡各一钱

姜三片，水煎服。

子　满

妊娠五六月间，腹大异常，胸膈胀满，小水不通，遍身浮肿，名曰子满，此胞中蓄水也。若不早治，生子手足必然软短，形体残疾，或水下即死，宜鲤鱼汤。

鲤鱼汤

白术蜜炙，二钱　茯苓一钱五分　当归　赤芍各一钱　橘红五分　鲤鱼一尾，不拘大小，去鳞脏，白水煮熟，取汁　生姜五片

上将鱼汁一盅半，入药煎至一盅，空心服，以水尽肿消为度。如胎死腹中，胀满未除，须再服一剂。

子　肿

妊娠五六月，遍身浮肿，腹胀喘促，高过心胸，气逆不安，小便不利者，属水气为病，名曰子肿，俗云琉璃胎，此胎中有水也，宜防己汤。若面目虚浮，四肢作肿，宜全生白术散。未应，佐以四君子汤。若下部肿甚，宜补中益气汤方见“子气”条中加茯苓三钱。若脾虚肿满，宜单氏白术散。若胎前浮肿，脾肺俱病者，宜五皮散。若湿热肿满，宜栀子散。

防己汤

防己　赤茯苓　桑白皮　紫苏叶各一钱　木香不见火，五分

姜三片，水煎服。

全生白术散

白术蜜炙，一两　生姜皮　大腹皮　陈皮　茯苓皮各五钱

为末，每服二钱，米饮调下。如未应，佐以四君子汤，即人参、白术、茯苓、炙草各一钱，煎汤调服。

单氏白术散

白术蜜炙　当归各二钱　人参一钱　川芎八分　大腹皮　茯苓各七分　陈皮四分　甘草三分

姜三片，水煎服。如水泻致肿，加山药、扁豆、泽泻。

五皮散

大腹皮　桑白皮　茯苓皮　陈皮　生姜皮各等分

加木香少许，浓煎汁半盅，空心服。

栀子散

山栀仁炒　萝卜子炒

等分为末，每服一钱，米饮调下。

子　晕

妊娠七八月，忽然卒倒僵仆，不省人事，顷刻即醒，名曰子晕，宜葛根汤。亦有血虚阴火炎上，鼓动其痰而眩晕者，宜葛根四物汤。亦有气血两虚而眩晕者，宜八珍汤。

葛根汤

葛根一钱二分　桂枝去皮，净　麻黄去节。各八分　白芍　甘草各六分

姜三片，枣二片，水一盅半，先将麻黄、葛根煎至一盅，去沫，入诸药煎七分，温服。

葛根四物汤

熟地　当归　川芎　白芍各一钱　葛根　秦艽　防风各八分

牡丹皮六分　细辛三分

水煎，入竹沥一杯和匀，温服。

八珍汤

人参　白术蜜炙　茯苓　炙甘草　熟地黄　当归　白芍　川芎各等分

姜三片，枣二枚，水煎服。

子　痫

妊娠中风，颈项强直，筋脉挛急，口噤语涩，痰盛昏迷，癫痫发搐，不省人事，名曰子痫。轻则宜四物汤加黄芩、黄连以降火，半夏、陈皮以化痰，更加白术以燥湿强脾，名曰清痰四物汤。甚则角弓反张，宜羚羊角散。

清痰四物汤

熟地黄三钱　白芍酒炒　黄芩酒炒。各二钱半　当归二钱　半夏制，炒黄　陈皮　白术蜜炙。各一钱

姜三片，水煎，温服。

羚羊角散

羚羊角镑，一钱　独活　酸枣仁炒　五加皮　防风　当归酒洗　川芎　茯神　杏仁去皮尖，炒，杵　薏苡仁各七分　木香不见火　甘草各五分

姜三片，水煎，不拘时服。

子　悬

妊娠四五月，君相二火以养胎。平素火盛，以致胎气不和，逆上心胸，胀满疼痛，名曰子悬，宜紫苏饮或子悬汤。若肝脾气血虚而有火不安者，宜紫苏饮兼逍遥散方见“子气”条中。若脾虚而不安者，宜四君芎归汤。若胃热而不安者，宜加味四君汤。

若脾郁而不安者，宜加味归脾汤。若胎动困笃者，宜葱白汤。

紫苏饮

大腹皮二钱　川芎　陈皮去白　白芍酒炒　苏叶各一钱　当归二钱　人参　甘草各五分

姜四片，葱白三茎，水煎服。一方有香附，无人参。如腹痛，加木香、香附制各一钱；咳嗽，加枳壳麸炒、桑白皮各一钱；热加条芩、淡竹茹各一钱。呕加砂仁、半夏姜制，炒黄各一钱；泻加茯苓、白术蜜炙各一钱。

子悬汤

人参一钱　当归身　白芍各二钱　黄芩　丹参　苏叶　陈皮　砂仁　香附各八分。制

姜三片，葱白三茎，水煎服。

四君芎归汤

人参　白术蜜炙　茯苓　当归　川芎　砂仁　炙甘草各一钱

姜三片，葱白三茎，水煎服。

加味四君汤

人参　白术蜜炙　茯苓　枳壳麸炒　柴胡　黄芩　山栀仁炒。各一钱　甘草五分

姜三片，葱白三茎，水煎服。

加味归脾汤

人参　黄芪　白术蜜炙　茯苓　枣仁各二钱　远志制　当归各一钱　柴胡　山栀仁　枳壳麸炒。各八分　木香不见火　炙甘草各五分　圆眼肉七枚

水二盅，煎七分，食远服。

葱白汤

葱白二十七茎，煮汁饮之。生胎即安，死胎即下。不效再

服，此方神效之极。唯脉浮滑者宜之。本草云：通阳气，安胎。

子　烦

妊娠五六月，少阴君火以养精；六七月，少阳相火以养气。平素火盛，或值天时炎热，内外之火相亢而心惊胆怯，烦躁不安者，名曰子烦。责之心虚有火，宜竹叶汤或竹沥汤，甚则知母饮或犀角散。若左寸微弱，宜柏子养心汤，调服安神丸。

竹叶汤

白茯苓二钱　麦门冬去心　黄芩各一钱五分　淡竹叶七片　灯心十茎

水煎，日服二次。一方有当归、防风、栀子仁。若气虚烦热，加熟地黄、当归、白芍、川芎各一钱；若气虚烦躁，加人参、白术蜜炙、炙甘草各一钱。

竹沥汤

赤茯苓一两，以水一盅煎至七分，去渣，入竹沥一杯，和匀服。又竹沥一味，细细饮之亦妙。

知母饮

知母　麦冬去心　黄芪生用　甘草各一钱　子芩　赤茯苓各一钱半

水一盅半，煎至七分，去渣，入竹沥一杯，温服。气虚，加人参一钱；口渴，加石膏一钱；热甚者，加犀角锉五分。

犀角散

犀角五分，镑　地骨皮　麦冬去心。各二钱　茯神一钱五分　条芩一钱　甘草五分

水煎，温服。

柏子养心汤

生黄芪　麦冬　枣仁　人参　柏子仁各一钱　茯神　川芎

远志制。各八分　当归二钱　五味子十粒　炙甘草五分

姜三片，水煎服。

安神丸

黄连酒炒　生地黄　当归身各三钱　炙甘草五分

上为末，蒸饼糊丸，如黍米大，辰砂二钱为衣，柏子养心汤送四十丸。

子　嗽

妊娠四五月，咳嗽，五心烦热，胎动不安，名曰子嗽，宜服宜胎饮。若因外感风寒，喘急不食，宜桔梗散。若火盛乘金，胎气壅塞，宜兜铃散。痰多喘满，宜百合散。

宜胎饮

干地黄三钱，酒洗　当归身酒洗　麦冬去心。各一钱半　白芍酒炒，二钱　阿胶蛤粉炒珠　杜仲盐水炒断丝　川续断盐水炒　条芩　枳壳麸炒。各一钱　砂仁炒，去壳，三分，研

河水煎服。

桔梗散

淡天冬去心　赤茯苓各一钱　桑白皮　桔梗　苏叶各五分　麻黄三分，去节　川贝母去心，杵　人参　炙甘草各二分

姜三片，水煎服。一方有杏仁，无贝母。

兜铃散

马兜铃　桔梗　人参　川贝母去心，杵　甘草炙。各五分　桑白皮　陈皮　大腹皮豆汁浸，洗　苏叶各一钱　五味子四分

水煎服。一方有枳壳，无人参、川贝母。

百合散

百合　紫菀茸　川贝母去心，杵　白芍　前胡　赤茯苓　桔梗炒。各一钱　炙甘草五分

姜五片，水煎服。

子　疟

妊娠患疟，寒热往来，名曰子疟。或热多寒少，及但热不寒，口苦舌干，大便秘涩，脉弦而数，宜醒脾饮。或寒多热少，及但寒不热，恶心头痛，面色青白，脉弦而迟，宜人参养胃汤。或元气虚弱，宜补中益气汤方见前“子气”条中。或饮食停滞，宜加减六君汤。或邪盛食少，宜驱邪汤。

醒脾饮

青皮　厚朴姜汁炒　白术蜜炙　草果　柴胡　黄芩　茯苓　炙甘草各五分

水煎服。

人参养胃汤

厚朴姜制　橘红各八分　苍术一钱，制　藿香叶　草果　茯苓　人参各五分　炙甘草三分

姜七片，乌梅一个，水煎服。

加减六君汤

人参　白术蜜炙，八分　陈皮　苍术制　藿香叶各一钱　茯苓　桔梗　炙甘草各五分

姜三片，水煎服。

驱邪汤

高良姜　白术蜜炙　草果　橘红　藿香叶　砂仁　白茯苓各一钱　甘草五钱　姜五片，枣二枚，水煎服。

子　啼

儿啼腹中，有声如钟，名曰子啼。盖母腹中有疙瘩，儿含口中，因母举手向高处取物，疙瘩脱出儿口，是以啼哭，如闻

钟声。古方用黄连浓煎汁，令母呷服自止。又法：撒钱于地，令妊妇曲腰，就地拾取钱文，则疙瘩仍入儿口，啼哭自止，此法更为至妙。

子　　喑

妊娠三五月间，忽然失音不语，名曰子喑，此胞之络脉绝也。盖胞络系于肾少阴之脉，贯肾，系舌本，故不能言。此非药可愈，待十月满足，子母分娩，则自能言，勿药可也。

转　　胞

妊娠八九月，小便不通，此气虚不能举胎，胎压脬胞，展在一边，胞系乖戾，水不能出，名曰转胞。胎若举起，悬在中央，胞系得疏，则水道自行，宜参术饮。若饱食后，气伤胎系，系弱不能自举，而下压膀胱，尿闭腹肿者，宜参术二陈汤。又法：将孕妇倒竖起，则胎自坠转，其尿自出，亦妙。

参术饮

人参　白术蜜炙　当归　熟地黄　白芍　川芎　陈皮　半夏姜制，炒黄　炙甘草各二钱

姜三片，枣二枚，水煎，空心服。服后随以指探吐，候气定，又服又吐，以升提其气，上窍通而下窍自利也。

参术二陈汤

人参　白术蜜炙　当归　白芍　陈皮　半夏姜汁制，炒黄　炙甘草各一钱

水煎服。

子　　淋

妊娠因酒色过度，内伤胞门，热积膀胱，小便淋涩，心烦闷乱，名曰子淋。若淋痛涩少，宜安荣散。若房劳内伤而不利，

宜肾气丸。若气虚短少，宜补中益气汤方见前“子气”条中。血虚涩少，宜滋肾丸。热结膀胱而不利，宜五苓散。若肝肾虚热成淋，宜知柏四物汤。若肺经郁热，宜黄芩清肺饮。若膏粱厚味，宜清胃饮。若肝脾湿热，宜加味逍遥散。

肾气丸

熟地黄　菟丝子各八两　当归身三两五钱　肉苁蓉五两，酥炙　山萸肉二两五钱　黄柏酒炒　知母酒炒。各一钱　破故纸酒炒，五两

上为末，酒糊丸，空心，淡盐汤下五七十丸。

滋肾丸

知母酒炒　黄柏酒炒。各一两　肉桂五钱

为末，水丸梧桐子大，空心，白汤下百丸。

五苓散

白术蜜炙　茯苓　猪苓各一钱　泽泻一钱二分　肉桂五分

水煎服。

知柏四物汤

熟地黄　当归　白芍　川芎　黄芩　知母　黄柏各一钱

水煎服。

黄芩清肺饮

山栀仁炒，二钱　黄芩一钱

水煎服。如不利，加盐豉廿粒。

清胃散

生地黄一钱五分　升麻　当归　丹皮各一钱　黄连一钱五分

水煎服。夏月黄连加倍用。

加味逍遥散

当归　白芍　白术蜜炙　茯神　柴胡各一钱　甘草五分　丹皮　山栀仁炒。各七分

姜三片，水煎服。

子　痢

妊娠下痢，名曰子痢。若初起腹痛，里急后重，元气尚实者攻之，宜香连化滞丸。痢久元虚，日夜无度者补之，宜胃风汤。热下迫痛里急者解之，宜当归芍药汤。若痢下脓血，宜白术汤。或痢下黄水，此脾气下陷，治宜升补中气。或色兼青黄，此木来克土，治宜平肝补脾。或黄而兼白，此子令母虚，治宜补脾胃。或黄而兼黑，此水来侮土，必当温补脾胃。若黄而兼赤，治当补母益子，宜补中益气汤方见前“子气”条中。凡子痢通治，宜芩连红曲汤。若久痢腹痛，小便涩，宜当归黄芪汤。

香连化滞丸

川黄连　条芩　白芍各一钱二分　厚朴姜汁炒　枳壳麸炒　青皮　陈皮　当归身各八分　山楂肉一钱　生甘草　南木香各五分

水二盅，煎一盅，空心服。一方有槟榔，无楂肉。

胃风汤

人参　茯苓　当归　川芎　白术蜜炙　白芍各一钱　肉桂四分

水煎服。

当归芍药汤

白芍　白术蜜炙。各一钱　当归　茯苓　泽泻　条芩各一钱　木香　槟榔　黄连　甘草各七分

水煎服。如白痢腹痛，去芩、连，加干姜七分。

白术汤

白术蜜炙　当归　黄芩各三钱

水煎，食前服。

芩连红曲汤

黄芩　黄连姜汁炒　白芍　甘草炙　橘红　红曲　枳壳麸炒

建莲去皮心。各一钱　升麻炙，二分

水煎服。

当归黄芪汤

当归酒炒　黄芪蜜炙。各一两　糯米一合

水二盅，煎一盅，温服。

妊娠衄血

妊娠衄血，常从口鼻中出，此因过食辛热之物，血热妄行，冲伤胞络，宜衄血丸。

衄血丸

牡丹皮　白芍酒炒　黄芩酒炒　蒲黄炒　侧柏叶

为末，糯米糊丸，空心白汤下百丸。

妊娠吐衄

妊娠忧思惊怒，伤其脏腑，气干于上，血随而溢。心闷胸满，久而不已，必堕胎。若肝经怒火，先服加味柴胡汤，以清其热；次服柴胡四物汤，以补其虚；后用加味逍遥散方见前“子淋”条中以成功。若肝经风热，宜防风子芩丸。若心经有热，宜安神丸方见前“子烦”条中。若心气不足，宜补心汤。若思虑伤心，宜妙香散。若胃经有火，宜犀角地黄汤。若膏粱积热，宜加味清胃散。若郁结伤脾，宜加味归脾汤。若肺经有火，宜黄芩清肺饮。若肾经虚火，宜加味地黄丸。若气虚不能摄血，宜补中益气汤方见前“子气”条中。

加味柴胡汤

柴胡　人参各二钱　黄芩　山栀仁炒　生地黄　半夏姜制。各一钱　甘草五分　姜三片，枣二枚

水煎服。

柴胡四物汤

当归　熟地黄　白芍　川芎各一钱五分　柴胡八分　人参　黄芩　半夏姜制，炒黄用　甘草各三分

姜三片，水煎服。

防风子芩丸

防风　条芩酒炒黑。各等分

为末，酒糊丸，米饮下。

补心汤

人参　茯苓　甘草　桂心　麦冬去心　紫石英煅　赤小豆　大枣

水煎服。

妙香散

人参　桔梗各五钱五分　黄芪　茯苓　茯神　远志姜汁炒　淮山药各一两　木香二钱五分　甘草二钱　朱砂三钱，水飞　麝香一钱。按：麝香胎家禁忌，用须斟酌

研极细末，每服二钱，温酒下。

犀角地黄汤

犀角镑　牡丹皮各一钱五分　生地黄　白芍各二钱

水煎服。

加味清胃散

当归　生地黄各二钱　升麻　牡丹皮各一钱　黄连一钱五分　犀角　连翘去心　甘草各五分

水煎服。

加味归脾汤

人参　白术蜜炙　茯神　黄芪蜜炙　酸枣仁各一钱半　当归　远志制。各一钱　炙甘草　木香各五分　龙眼肉二钱五分　牡丹皮

山栀仁炒。各一钱

姜、枣为引，水煎服。

黄芩清肺饮

人参　天冬去心　黄芩　地骨皮　陈皮　茯苓各八分　知母酒炒　山栀仁炒。各一钱　五味子二十粒　甘草炙，五分　桑白皮炒　当归身各一钱半

姜三片，水煎服。

加味地黄丸

熟地黄四两　山药　山萸肉各二两　牡丹皮　茯苓各一两五钱　泽泻　香附童便制。各一两　蕲艾去筋，醋炙，五钱

为末蜜丸，每服七十丸，白汤下。

妊娠怔忡

妊娠心神脉乱，惊悸不安，夜卧不宁，恍惚气触者，宜大圣散。若血少神虚而心不宁者，宜益荣汤。若心虚而神不安者，宜定志丸。若火盛者，宜安神丸见前“子虚”条中。

大圣散

川芎　黄芪蜜炙　当归　木香　人参　甘草　茯苓　麦冬去心。各等分

水煎，食远服。

益荣汤

酸枣仁　远志肉　黄芪蜜炙　柏子仁　当归　人参　茯神　白芍各一钱　紫石英煅，研　木香各八分　甘草三分

水煎服。

定志丸

人参　远志制。各一两　蒲黄二两　茯苓三两

上为末，蜜丸，白汤下。

妊娠消渴

妊娠消渴，此乃血少，三焦火胜而然，宜活血汤。

活血汤

熟地黄　当归　川芎　白芍炒。各三钱　生地黄八分　黄柏酒炒　麦冬去心　山栀仁炒。各五分

姜三片，枣二枚，水煎服。

妊娠脏躁

妊娠脏躁，无故悲泣，象如神灵，数欠伸。推其故，或由肺有风邪，或由寒水攻心，故无故而悲伤哭泣，宜甘麦大枣汤。若大便燥结，腹满努力难解，宜清燥汤。

甘麦大枣汤

甘草三钱　小麦一合　大枣十枚

水煎服。

清燥汤

瓜蒌仁炒，研　白芍酒炒　当归身各一钱半　枳壳麸炒　条芩各一钱　生地黄　麦门冬去心　麻仁炒。各二钱　松子仁三钱

河水煎，入白蜜十匙服。

妊娠燥渴

心脾二经，气通于口舌。妊娠脏腑气虚，荣卫不调，阴阳隔绝，热乘心脾，津液枯少，故烦躁而舌干口渴也，宜人参犀角汤。若胃经实火，宜竹叶石膏汤。胃经虚热，宜竹叶黄芪散。胃经气虚，宜补中益气汤方见前“子气”条中加麦冬、山栀仁。若肺经虚热，宜紫苏饮。若肝经火动，宜加味逍遥散方见前“子淋”条中。若肾经火动，宜加味地黄丸方见前“妊娠吐衄”条中。若咽间作痛，宜加味知母散。若口干不得卧，宜加味安胎饮。

人参犀角汤

人参　麦冬去心　知母炒　山栀仁炒。各一钱　瓜蒌根　犀角磨入。各八分　条芩　甘草各五分

水煎，温服。夏加竹沥，入姜汁少许，冲服。

竹叶石膏汤

石膏二钱　竹叶十片　半夏姜制，炒黄　甘草　麦冬去心　人参各一钱　粳米一撮　姜三片

水煎服。

竹叶黄芪汤

淡竹叶二钱　人参　黄芪　生地黄　当归　麦冬去心　白芍　甘草　石膏煅　黄芩炒。各一钱

水煎服。一方有川芎。

紫苏饮

人参　甘草各五分　大腹皮　川芎　紫苏叶　白芍　陈皮　当归各一钱①

姜三片，葱白三茎，水煎服。

加味知母散

黄芪　赤茯苓各一钱　子芩　麦冬去心　知母炒　甘草　山栀仁炒。各五分

加竹沥为引，水煎服。

加味安胎饮

人参一钱　川芎　条芩各八分　白术蜜炙　当归　熟地黄　紫苏　陈皮　甘草各四分　砂仁三分　麦冬去心　甘葛各七分

姜、枣为引，水煎服。

① 各一钱：此三字原脱，据“妊娠小腹痛”紫苏饮条补。

妊娠霍乱

妊娠霍乱，或邪在上胃脘，则当心痛而吐多；邪在下胃脘，则当脐痛而利多；邪在中胃脘，则腹中痛而吐利俱多。吐多伤气，利多伤血，邪击胎元，母命易殒。

气血伤而无以养胎，子命易倾，此急证也，宜香苏散。吐泻频作，先服六和汤，次服丹溪安胎饮。

香苏散

香附　紫苏叶各二钱　陈皮一钱　甘草五分

姜三片，葱白五茎，水煎服。如转筋，加木瓜一钱；胎动，加白术蜜炙一钱；夏加黄芩一钱，冬加人参、白术各一钱。

六和汤

扁豆二钱　人参　木香各一钱　半夏姜制，炒黄，七分　茯苓八分　砂仁五分　杏仁去皮尖，捣，十粒　陈皮　藿香　甘草各四分

姜三片，枣二枚，水煎服。

丹溪安胎饮

人参一钱　川芎　条芩各八分　白术蜜炙　当归　熟地黄各二钱　紫苏　陈皮　甘草各四分　砂仁三分

姜、枣为引，水煎服。

妊娠泄泻

妊娠泄泻，不渴，小便清白者，宜加味三白散。若内热烦渴，小便赤涩者，宜加味黄芩汤。若呕逆喜饮，水谷不化，小便不利者，宜黄连阿胶丸。若或青或白，水谷不化，腹痛肠鸣为洞泄者，先服五苓散，次服黄连阿胶丸。若水谷不化，泻痛不止者，宜白术防风汤。若泻黄水有沫，肠鸣腹痛，脉沉紧数者，宜戊己丸。

凡妊娠泄泻，通治以补脾、行滞、安胎为主，宜六君汤加减。未应，宜益黄散加减。若五更泄泻，乃脾肾虚弱，宜五更时服四神丸，午间服白术散；未应，或应而复泄，饮食不思，急服八味丸，补命门真火，以生脾土。若元气下陷，发热作渴，肢体倦怠，宜补中益气汤方见前“子气”条中。

加味三白散

白术蜜炙　茯苓各三钱　白芍二钱　厚朴姜制　苍术米泔浸料，炒　砂仁炒，去壳。各一钱　甘草五分

姜三片，水煎服。

加味黄芩汤

黄芩二钱　白芍一钱　甘草五分　白术蜜炙，三钱　茯苓一钱二分　通草八分

水煎服。如腹痛加砂仁、黄连姜汁炒各一钱。

黄连阿胶丸

黄连　茯苓　阿胶炒。各一两

上为末，水熬阿胶为丸，空心米饮下，或加干姜五钱亦可。

五苓散

猪苓　茯苓　白术蜜炙。各一钱　泽泻八钱　肉桂五钱

为末，每服三钱，米饮下。

白术防风汤

白术蜜炙，三钱　白芍炒，二钱　陈皮炒，一钱五分　防风一钱

水煎，食前服。如久泻，加升麻三分。

戊己丸

黄连姜汁炒　吴茱萸盐水泡　白芍各一两

水丸，米饮下。

六君汤

人参　白术蜜炙　茯苓　半夏姜制，炒黄　陈皮各一钱　甘草

蜜炙，五分

姜三片，枣二枚，水煎服。如米食伤，加谷叶炒一钱；面食伤，加萝卜子炒一钱；肉食伤，加山楂肉一钱；寒热呕吐，加柴胡、生姜各八分；呕吐腹痛，手足逆冷，加干姜一钱，肉桂五分。

益黄散

陈皮一钱　青皮　诃子肉　甘草炙。各五分　丁香一分

水煎服。如泻黄色，加木香、肉果煨各五分；若呕吐不食，腹痛恶寒，加木香、干姜、肉桂各五分。

四神丸

破故纸四两，酒炒　五味子炒　肉豆蔻煨。各二两　吴茱萸一两，泡　大枣百枚，生姜八两，切片同煮枣烂，去姜勿用

净取枣肉，捣丸，每服二钱，五更时淡盐汤下。

白术散

白术蜜炙，一钱　人参五分　甘草炙　丁香各二分

姜三片，水煎服。

八味丸

熟地黄八两　淮山药姜汁炒　山萸肉各四两　牡丹皮　白茯苓泽泻各三两　肉桂　附子制极熟。各一两

为末，蜜丸，淡盐汤下五十丸。

按：丹皮、肉桂、附子，胎家禁忌，用须斟酌。

妊娠大便虚急

妊娠大便虚急，此脾胃土燥，大肠经涩，治宜理脾胃，通大肠，忌用硝、黄峻剂，宜一枳汤。

一枳汤

枳实麸炒，三钱

水煎，不拘时服。

妊娠遗尿

妊娠遗尿，有虚有热。如脬中有热，宜加味逍遥散方见前“子淋”条中。如脾肺气虚，宜补中益气汤方见前“子气”条中，加益智仁一钱。如肝肾阴虚，宜六味丸。如遗时不知而出，宜桑螵蛸散。遗尿通治，宜白薇散。

六味丸

熟地黄八两　山药姜汁炒　山萸肉各四两　牡丹皮　茯苓　泽泻各三两

蜜丸，空心下。

桑螵蛸散

桑螵蛸炙黄

研极细末，米饮调下二钱，空心服。

白薇散

白薇　白芍各等分

为末，空心，米饮调下。

妊娠白带

胎前无白带，有则难产之兆，即幸而顺生，产后亦有血晕之忧，宜银杏汤。亦通治妇人一切带证。

银杏汤

熟地黄二两　山萸肉　薏苡仁　淮山药各四钱　茯苓三钱　泽泻　丹皮各二钱　黑豆三合

先将黑豆浓煎汁二碗，先取一碗入银杏即白果十个、大红枣二十个煎好，再入诸药，加水二碗，煎八分服。仍有豆汁，候覆渣用。服此二剂，永无白带。

妊娠伤食

妊娠伤食，胸满肋痛，右关紧甚，宜于消导。若伤冷物，而胸膈劣闷欲吐者，脉必迟，宜丁香散。

丁香散

丁香　砂仁　白术蜜炙。各等分

上为末，每服二钱，白汤调下。若呕加干姜。

妊娠伤寒

妊娠伤寒，专以清热安胎为主，或汗或下，各随脏腑表里，所见脉证主治，勿犯胎气。故邪在表，治当汗之，宜香苏散。邪在半表半里，治当和解，宜黄龙汤。邪在里，治当下之，宜三黄解毒汤。

香苏散

治妊娠伤寒，勿论日数，但觉恶寒、头痛，此方主之。

香附　紫苏各二钱　陈皮一钱　甘草五钱

生姜三片，葱白五茎，水煎服。如头痛，加川芎、白芷各一钱。如得肝脉外证，善洁，面青善怒，其三部脉浮而弦，恶寒里和谓二便自调也，加羌活、防风各一钱谓肝生风，是胆受病也。如得心脉外证，面赤口干，善笑，其三部脉浮而洪，恶寒里和，加黄芩、石膏各一钱五分谓心主热，是小肠受病也。如得脾脉外证，面黄，善噫善思，其脉尺寸浮而缓，恶寒里和，加白术、防己各一钱五分谓脾主湿，是阳明胃受病也。如得肺脉外证，面白，善嚏善悲，不乐欲哭，其脉尺寸浮而涩，恶寒里和，加黄芪、防风各一钱谓肺主燥，是大肠受病也。如得肾脉外证，面黑，善恐，其脉尺寸浮而濡，恶寒里和，加制附子一钱盖肾主寒，是膀胱受病也。

按：附子犯胎禁，须斟酌用之。

黄龙汤

治妊娠伤寒，得之三五日后，外发热恶寒，内烦渴引饮，小便赤涩，治宜和解。

柴胡二钱　黄芩一钱五分　人参　甘草各一钱

生姜三片，大枣二枚，水煎服。如寒热往来，无汗口干，加葛根二钱，去枣，入葱白三茎。头痛不止，加川芎、白芷各一钱，去枣，入葱白三茎。发热有汗，口渴，加白术、花粉各一钱五分。脉浮大有力，大热大渴，本方去姜、枣，合人参白虎汤即人参二钱，石膏五钱，知母二钱，生甘草一钱，粳米一撮，水煎，温服。心烦不卧，加茯苓、麦冬各一钱。呕哕，加茯苓、半夏姜制，炒黄各一钱，去枣。胸膈胀满，加川芎炒黑、枳壳麸炒、香附童便制各一钱。大便秘结，加大黄五分，利则止；不利，加至一钱，以利为度。

三黄解毒汤

治妊娠伤寒，五六日后发热烦渴，小便赤，大便秘，六脉沉实，宜下之。

大黄　黄连　黄柏　黄芩　山栀仁炒黑。各等分

更随五脏脉证加减。如得沉弦有力之肝脉内证，烦满消渴，倍山栀仁，加当归一钱五分，甘草五分。得沉数有力之心脉内证，烦躁闷热，倍黄连，加麦冬去心一钱。得沉缓有力之脾脉内证，腹痛胀满，谵言妄语，倍大黄，加枳实去瓤，麸炒、厚朴姜制各一钱。得沉滑有力之肺脉内证，喘咳胸满，多嚏，倍黄芩，加桔梗五分，葶苈子一钱。得沉石①有力之肾脉内证，下重足

① 石：广益铅印本作“滑”。

肿，寒而厥冷，倍黄柏，加熟地黄一钱，干姜五分。

妊娠中寒

妊娠临月，忽感少阴风邪，恶寒蜷卧，手足厥冷者，不治。盖少阴肾经，宜温不宜寒。今风寒入之，则命门火衰，而肾宫无非寒气，势必子宫亦寒，手足又厥冷，脾胃寒极之兆也，其死必矣。幸而胎未下，急以散寒救胎汤温之。若寒入肾宫，上侵心，下侵腹，其证必恶心腹痛，手足厥逆，此较上证更为难治。盖肾之真水，心借以养；肾之邪水，心得之亡。今肾感寒邪，夹肾水而上凌心，故心腹两相作痛，手足一齐厥逆①，至急至危，非驱少阴之邪不可，宜回阳救产汤。张仲景曰：妊娠临月，忽感少阴证者，急以参、术大剂温之，不应则死。

愚按：此证单用参、术尚非万全，倘用参、术不应，急加桂附、干姜，无不应也。今定一方名曰全生救难汤，凡感少阴风邪者，服之俱效。

散寒救胎汤

人参一两　白术蜜炙黄，二两　肉桂　干姜炒　炙甘草各一钱

水二盅，煎七分服。

回阳救产汤

人参　当归各一两。酒洗　肉桂　干姜炒　炙甘草各一钱　白术蜜炙黄，五钱

水二盅，煎七分服。

全生救难汤

人参　白术蜜炙黄。各一两　附子泡，一钱　炙甘草五分

水二盅，煎七分，待微冷服。不应，加肉桂、干姜炮各

① 逆：章福记石印本、广益铅印本均作“冷”。

一钱。

妊娠中风

妊娠牙关紧闭，痰气壅满，不省人事，此过食生冷，兼当风坐卧所致也，宜排风饮。

排风饮

麻黄去节　白术蜜炙　防风　甘草　杏仁去皮尖　川芎　白鲜皮　当归　独活　茯苓

姜三片，枣一枚，水煎服。

妊娠瘛疭

妊娠心腹疼痛，手足抽掣，面目青冷，汗出如雨，气欲绝，名曰瘛疭。此由劳动用力，有伤胎宫，肝风心火相炽也，盖心主脉属火，肝主筋属风。治宜平脉舒筋，兼养气血，宜钩藤汤。若亏损气血，宜八珍汤方见前“子晕”条中加钩藤钩、山栀仁炒各一钱。

钩藤汤

钩藤钩　当归　人参　茯神　桔梗各一钱五分　桑寄生五分

水煎服。如风热，加柴胡、黄芩、白术 山栀仁炒；风痰上涌，加竹沥、胆星、半夏制，炒黄；风邪急搐，加全蝎、僵蚕制；烦热，加石膏一钱五分；临产，加桂心五分。

妊娠中恶

妊娠忽然心腹疼痛，宜当归散、木香散、苦梗散，随证择用。若心腹绞痛如鬼击之状，不可按摩，闷绝欲死，或衄血，或吐血，治宜调补正气，宜用忍冬藤即金银花藤煎汤服之，神效。或用熟艾煮汁，频服俱效。

当归散

当归　川芎　丁香各三两　青皮二两　吴茱萸五钱，桔梗汤泡，炒黑

共研细末，每服一钱，温酒调下。

木香散

木香　枳壳麸炒。各七钱半　生地黄二钱

上为末，温酒调服一钱。

苦梗散

苦桔梗一两，微炒　生姜五钱

水煎服。

妊娠中暑

妊娠中暑，烦渴闷乱，而胎不安，宜香薷饮。

香薷饮

香薷二钱　厚朴姜制　白扁豆炒。各一钱

水煎温服。若烦热甚而多饮，加麦冬、黄芩、花粉、五味子、山栀仁炒黑各一钱。

妊娠头痛

妊娠头痛，此风邪入脑，阳气衰也，宜芎芷汤。

芎芷汤

川芎　白芷　白菊花　甘草　白芍　茯苓　藁本　石膏

姜三片，水煎服。如不效，加细辛。

妊娠耳鸣

妊娠耳鸣，此肾虚也，宜服猪肾丸，即猪腰子一副去膜，青盐二钱，焙干为末，蜜丸，空心酒下二三钱，七日见效。

妊娠口痛

妊娠口舌生疮，及咽喉肿痛，俱宜加味凉膈散。

加味凉膈散

黄芩一钱　连翘去心，一钱五分　山栀仁炒　薄荷　桔梗各八分　竹叶十片　牛蒡子一钱　甘草五分

水煎服。

妊娠咽痛

妊娠咽痛，此风寒攻上咽中，胃有痰涎，治宜攻寒化痰为先，宜服升麻桔梗汤。

升麻桔梗汤

升麻　桔梗　甘草各五分　防风　元参各一钱

水煎，服二剂。

妊娠心痛

妊娠心痛非心痛也，乃胎气上升，壅塞胃口作痛，治宜顺气安胎，宜用手拈散、红枣膏。若有客热犯胃而痛者，宜增损二陈汤。若客寒犯胃而痛者，宜火龙散。若饮食所伤，宜平胃散加枳壳、山楂。若临产期心胸刺痛，宜壮气四物汤。

手拈散

五灵脂炒烟尽，一钱　草果一颗　玄胡索　没药去油。各八分

酒煎服。

红枣膏

大红枣二个　乌梅一个　杏仁去皮尖，七粒

同捣膏，服。

增损二陈汤

白术蜜炙　陈皮　茯苓各二钱　黄芩一钱五分　炙甘草一钱

姜二片，枣三枚，水煎服。

火龙散

川楝子　茴香各三钱。炒，去核　艾叶盐水炒，一钱半

水煎，食远服。

平胃散

厚朴姜汁炒　陈皮去白。各七分　苍术米泔浸，炒，一钱　炙甘草五分

上加枳壳麸炒、山楂肉各七分，姜三片，枣二枚，水煎服。

壮气四物汤

熟地黄　当归　白芍　川芎　木香　青皮　陈皮　枳壳麸炒　炙甘草各一钱

水煎服。

妊娠乳肿

妊娠乳肿，发寒作热，名为内吃乳，宜用猪牙皂荚一条，去子膜，烧灰存性，酒调服。

妊娠腰痛

妊娠腰痛，最为紧要。盖肾以系胞，而腰为肾之府，故腰痛酸急为妊家之大忌。痛甚则堕，不可不预防也。然痛必有因，治之宜审其源，或因劳伤损其经，宜小品苎根汤。或因挫闪气滞，宜通气散。或因肾元虚损，宜青娥丸。若血虚荫胎，无以养肾，以致肾亏腰痛，宜猪肾丸。通治胎动腰痛，宜千金保孕丸方见前“妊娠至宝”条中。

小品苎根汤

生地黄　苎根各二两　当归　白芍　阿胶炒珠　甘草各一两

水三盅，煎二盅，去渣，入胶化开，每服一盅。

通气散

补骨脂瓦上炒，一两

研末，空心，先嚼胡桃肉一个，酒调下。

青娥丸

补骨脂炒　杜仲炒断丝。各四两　胡桃肉三十个，研

蜜丸，酒下四钱。

猪肾丸

猪腰子一对，劈开两片，去油膜，纳姜制杜仲于内，合住线扎，隔水蒸熟，焙干，入青盐二钱，共研末，蜜丸，空心，淡盐汤下。

妊娠腹痛

妊娠腹痛，须分寒热虚实。寒痛脉迟，宜理中汤。热痛脉数，宜芩芍汤。虚痛脉无力，喜按，乃血少不能养胎，宜四君归芍汤。实痛脉有力，拒按，宜香壳丸。

理中汤

人参　白术蜜炙　炮姜　炙甘草各一钱

水煎，食前服。如气滞，加砂仁、香附各七分。

芩芍汤

黄芩　白芍　白术蜜炙。各一钱　肉桂五分

水煎，食前温服。

四君归芍汤

人参　白术蜜炙　茯苓　炙甘草　当归　白芍炒。各一钱

姜三片，枣二枚，水煎服。

香壳汤

香附童便制　枳壳麸炒。各一钱

水煎，食远服。

妊娠心腹痛

妊娠心腹俱痛，多由冷积，或新触风寒，邪正相击，而并于气，随气上下，上冲于心，则心痛，下攻于腹，则腹痛，上下混攻，则心腹俱痛。若不早治，则冲击胞络，必致胎动，宜当归芍药汤。若先患冷气，忽中心腹，痛如刀割，宜芎归汤。

当归芍药汤

当归　白芍炒　白术蜜炙　茯苓　泽泻各一钱　川芎二钱

水煎服。

芎归汤

川芎　人参　吴茱萸　茯苓　桔梗　当归各一钱五分　厚朴姜汁炒　白芍各一钱

水煎服。

妊娠小腹痛

妊娠小腹痛，大抵由胞络虚，风寒相搏之故，宜紫苏饮。虽其致病多端，要皆宜以川芎为末，酒调服。或川芎、当归等分，水煎服。

紫苏饮

人参　甘草各五分　大腹皮　川芎　紫苏叶　白芍　陈皮　当归各一钱

姜三片，水煎服。

妊娠血块痛

妊娠腹内有血块如盘，有难服峻药者，宜海粉丸。

海粉丸

香附醋制，四两　桃仁去皮尖　海粉醋炒　白术蜜炙。各一两

上为末，面糊丸，白汤下。

妊娠腹痛

妊娠腹内患痛，宜用乌药五钱，水一盅，煎七分，入牛皮胶一两化服。如未应，宜牡丹皮散、薏苡仁汤。

牡丹皮散

牡丹皮　人参　黄芪蜜炙　茯苓　天麻　白芷　桃仁去皮尖　薏苡仁　当归　川芎各一钱　官桂　甘草各五分　木香三分

水煎服。

薏苡仁汤

薏苡仁炒，五钱　瓜蒌仁三钱　牡丹皮　桃仁去皮尖。各二钱

水煎，空心服。

妊娠阴痒

妊娠受妊后，不节房劳，阳精留蓄，因而作痒，宜椒芷汤，内服外洗。

椒芷汤

川椒去目，一两　白芷一两五钱

水煎，服头煎，以二煎洗之。

妊娠阴肿

妊娠阴肿，此胎气不能游动所致也，宜安胎顺血汤。

安胎顺血汤

诃子制

水煎，温服。

妊娠脚痛

妊娠脚痛，此下元气血虚弱，又兼风邪，治宜行气行血，宜乌药顺气汤。

乌药顺气汤

乌药炒　僵蚕炒　川芎　白芷　陈皮　枳壳麸炒。各八分　干姜　甘草各五分　麻黄去节，净，四分

姜三片，葱白一茎，水煎，去沫，温服。

妊娠瘫痪

妊娠手足不能举动，乃痰闭气血也，宜乌药顺气汤方见上“脚痛”条中。

妊娠遍身酸懒

妊娠遍身酸懒，面色青黄，不思饮食，精神困倦，形容枯槁，此血少无以养胎也，宜四物汤。

四物汤

熟地黄　当归　白芍炒，各二钱　川芎一钱

水煎服。春加川芎，夏加白芍，秋加熟地黄，冬加当归，各一钱。

妊娠遍身瘙痒

妊娠遍身瘙痒，名为风痹。此皮中有风也，不必服药，宜用樟脑调烧酒擦之。

火热侵胎

妊娠病热熏灼，其胎烦躁不安，宜十圣散。若发斑变黑，小便如血，胎动不安，气急欲绝，宜青黛豆豉汤。若遇内外热侵胎，宜伏龙肝散、护胎法。

十圣散

人参　黄芪蜜炙　白术蜜炙　熟地黄　砂仁各五分　炙甘草　当归　川芎　白芍炒。各一钱　川续断八分

水煎服。

青黛豆豉汤

青黛五分　山栀仁炒　黄芩　升麻各七分　生地黄一钱　豆豉二十四粒　石膏八分　杏仁五粒，去皮尖，杵

葱白三茎，水煎服。一方无石膏、豆豉、地黄。

伏龙肝散

伏龙肝研末，和井底泥，调敷肚上，以保其胎。

护胎法

白药子不拘多少，鸡子清调涂脐下，用棉纸盖之，干则以水润之。

房劳伤胎

妊娠内伤劳役，以致小腹常坠，甚则子宫坠出者，元气不固而下陷也，宜补中益气汤方见前“子气”条中。若因房劳不谨者，宜八珍汤方见前“子晕”条中加黄芪酒炒二钱，防风、升麻炒各五分。

跌扑伤胎

妊娠跌扑闪挫，以致胎动不安，宜胶艾丸。若顿仆胎动，腹痛下血，宜良方胶艾汤，未应，用八珍汤方见前“子晕”条中加阿胶、艾叶各一钱。若顿仆闪挫，腰痛短气，胎上冲心，宜阿胶散，未应，煎送知母丸。若顿仆胎伤，下血腹痛，宜佛手散。未应，用八珍汤方见前“子晕”条中送知母丸。若从高坠下，或为重物所压，触动胎气，腹痛下血，宜益母地黄汤、阿胶散加川芎一钱。若从高坠下，胎动下血，腹痛不可忍，宜救急散或独圣散，甚则佛手散。若触损胎气，胞宫受伤而血下者，宜阿胶散、良方胶艾汤。

胶艾丸

川芎　当归　白芍炒　熟地黄　甘草炙　阿胶炒珠　艾叶各

一钱

姜三片，枣二枚，水煎服。

良方胶艾汤

阿胶炒，一两　艾叶一钱

水五盅，煎至三盅，每服一盅，一日服尽。

阿胶散

熟地黄二钱　白芍酒炒　当归　阿胶炒珠　艾叶　黄芪蜜炙　炙甘草各一钱

姜三片，枣一枚，水煎服。如腹痛下血，加川芎一钱。

知母丸

知母炒为末，蜜丸梧子大，阿胶散煎汤送下百丸。

佛手散

当归六钱　川芎四钱

水煎，入热酒少许和服。

益母地黄汤

生地黄　益母草各二钱　当归　黄芪蜜炙。各一钱

姜三片，水煎服。

救急散

川芎研末，一两

每取二钱，酒调下，日二三服。生胎即安，死胎即下。

独圣汤

缩砂仁和壳炒，研末，每服二钱，米饮调下，少顷觉腹内极热，胎已安矣。若入酒少许，调服更妙。如未应，须再服。

毒药伤胎

世有恣情妇女，妄为偷生不正，或多男女，厌于养育，每以草药毒之，必至败血冲心，闷乱喘汗而死者，急宜解毒行血，

宜扁豆散。若毒药伤胎，腰痛短气，宜阿胶散方见上“跌扑伤胎”条中加川芎一钱。未应，煎送知母丸。

扁豆散

白扁豆一两，生用

研极细末，新汲水调下二三钱。口噤者，撬开灌之。

知母丸

知母炒为末

捣枣肉为丸，如弹子大，每服一丸，阿胶散煎汤嚼送下。本方人参汤送下。

毒物伤胎

妊娠不慎饮食，误食毒物、毒药而胎动者，宜黑豆汤。

黑豆汤

黑豆三合　淡竹叶二十片，洗　甘草三钱

水煎服。

鬼　胎

鬼胎者，岂真有鬼气袭入胞宫，而遂得成形乎？此由本妇质弱，或邪思蓄注，血随气结而不散，或冲任滞逆，脉道壅瘀而不行，是皆内因之病，必非外来之邪，即血癥、气瘕之类也，当即以治癥瘕之法治之。此外如狐魅异类之遇者，虽实有所受，而又非鬼胎之谓，亦当以治癥瘕法下之。故鬼胎之症，必因气血不足而兼凝滞者多有之。若经候不调，而预为调补，则必无是证。然既有是证，亦当以调补元气为主，而继以去积之药可也。故用调补，而欲于补中兼行者，莫妙于决津煎。欲去其滞，而不猛峻者，莫妙于通瘀煎。既加调补，而欲直攻其病者，夺命丹、回生丹皆可酌用，或以当归、红花浓煎汤，吞送赤金豆亦妙。

决津煎

当归三钱　熟地黄　牛膝各一钱　肉桂　乌药炒。各一钱　泽泻一钱五分

水煎服。如阴滞不行，加附子制一钱。

通瘀煎

归尾三钱　山楂　香附炒。各二钱　红花新者炒黄　乌药炒　青皮各一钱　木香七分　泽泻一钱五分

水煎，加酒一小盅，食前服。

夺命丹

附子炮，五钱　干漆炒，令烟尽，研　牡丹皮各一两

上为末，另用大黄一两研末，以好醋一盅，同熬成膏，和药末为丸，如梧子大，温酒下五十丸。一方有当归一两。

回生丹

苏木三两，河水五碗，煎至三椀，去渣听用　红花三两，炒黄，用酒一壶煮十余沸，去渣听用　黑豆三升，煮汁三碗，去豆取皮，晒干为末　大黄一斤，为末，用醋八碗熬成膏，次下红花酒、苏木汤、黑豆汁搅匀，又熬成膏，瓷盆收储听用。锅焦焙干为末，同黑豆皮末俱入膏内和匀，名为大黄膏　人参　白术　青皮　木瓜各三钱　当归　川芎　玄胡索　苍术　香附童便制　蒲黄　赤茯苓　桃仁去皮尖，捣如泥　熟地黄各一两　牛膝　三棱　山茱萸　五灵脂炒　地榆　甘草　羌活　陈皮　白芍各五钱　良姜四钱　乌药炒，二两五钱　木香　乳香去油　没药去油。各一钱

上为末，将前所熬大黄膏为丸，弹子大，金箔为衣，每服一丸，随证用汤作引服。

赤金豆

巴霜去皮膜，略去油，一钱五分　生附子切片，略炒燥，二钱　皂

角微炒焦，二钱　天竺黄　丁香　木香各三钱　轻粉一钱

上为末，醋蒸饼为丸，萝卜子大，朱砂二钱水飞为衣，每服五七丸；欲骤行者，每服一二十丸，浓煎当归红花汤为引送下。

胎死腹中

妊娠胎动不安之甚者，当先察其母之面色，面赤母生，面青母死。尤必察其母之舌色，舌赤胎生，舌青胎死。欲知胎之生死，全以舌为证验。然必舌见青黑，口出秽气而吐沫呕恶，腹中阴冷如冰，重坠如石者，方可议下，宜佛手散、决津煎、脱花煎，助其血而落之，最为神妙，切勿用平胃散加朴硝等剂腐人肠胃。

佛手散

当归六钱　川芎四钱

为末，热酒调服。生胎即安，死胎即下。

决津煎

当归三钱　熟地黄　牛膝各二钱　泽泻一钱五分　乌药　肉桂各一钱

水二盅，煎七分，食前服。如未效，加红花酒炒黄一钱。

脱花煎

当归七钱　肉桂　红花酒炒黄。各一钱　车前子一钱五分　川芎　牛膝各二钱

水煎，热服，服后饮酒数杯亦妙。

双胎证治

胎气有余，歧而分之，血因分而摄之，故成双胎。若夫男女同孕者，刚日阳时，柔日阴时，感则阴阳混杂，不属左，不属右，受气于两歧之间，而三四胎、五六胎亦如之。此阴阳俱

盛也。若少阴微紧者，血即凝滞，经养不周，胎即偏伤，一死一生。治当去其死，以安其生，宜千金神造汤。

千金神造汤

蟹爪一升，即一盏　大甘草二两，半生半炒　阿胶三两，半生半炒

东流水十盅，先煎蟹爪、甘草至三盅，去渣，乘热化胶，分作三次，隔水顿服，每服一盅，生胎即安，死胎即下。

预防难产

生育者，妇人之常，非病则不必药。唯素有难产之苦，不得不请求其方，以为保生之计。然束胎之方，用各不同，如瘦胎散，气实多痰者宜之，若束胎丸，气虚有热者宜之。倘不审其虚实，不若不服之为愈也。

瘦胎散

枳壳麸炒，二两　香附制　甘草炒。各一两

上为末，每服二钱，空心，白汤调下。

束胎丸

白术蜜炙，三两　条芩酒炒，勿太熟。春冬用五钱，秋七钱，夏用一两　陈皮二两　茯苓七钱五分

为末，粥糊丸，每服五十丸，白汤下。

卷　三

保　产　上

保产总论

生产一事，造化自然之理。本古今常事，而人人认为难事。时至自生，不必忧疑，而人人抱乎忧疑者，总由此理未明也。造化原不令人难生，人多不知调摄，因而难生；造化原不令人逆生，人多慌忙逼迫，因而逆生。难逆两端，关系二命，倘平时不知讲求，则临产必至误事。为夫君者，宜于平时家中谈论，令妇女习闻知熟。有孕知调护，临产有主张，不慌忙，无疑惧，自无难产之患。以受胎后论，即不能如古人胎教，凡可禁忌者详见安胎上卷，亦宜省悟。以临产时论，胎至十月形完气壮，手足必动，动则母腹必痛，痛急则胞衣必破，于是出胎而生。苟不忍耐顺时，见其腹痛，半日一日不产，即谓难生，不知是胞衣未破，子未出胎，若不忍耐，催其速生，一催之间因多误事。故临产切不可慌张，即一二日、三五日无妨，总宜安心定气，任其自然。勉强忍痛，进其饮食，要坐则坐，要行则行，要睡则睡。莫听稳婆逼迫，用力太早，自己勿求速，旁人亦勿多言，惊慌恐惧，以乱其心，时至自然分娩。

滑　胎

滑胎之法，唯欲其坐草之期，易而且速。而难易之由，则在血之盈虚，不在药之滑利。盖血多则润而产必易，血亏则涩而产必难。故未产之前，但当培养气血而预为之地，如四物汤、滑胎煎、五福饮、小营煎、八珍汤，即皆滑胎之要药。若不知此，而过用滑利等药，或产期未近，无火无滞，而妄用清火行气之剂，多致血亏气陷，反为临期大害。若果肥盛气实者，则紫苏饮、保生无忧散，皆可择用。

四物汤

熟地黄　当归各三钱　川芎一钱　白芍二钱

水二盅，煎七分服。

滑胎煎

当归　熟地黄各三钱　山药姜汁炒　杜仲炒，各二钱　枳壳麸炒　川芎各七分

水煎，食前温服。气体虚弱，加人参、白术蜜炙各二钱；便实多滞，加牛膝一钱。

五福饮

人参随宜　熟地黄随宜　当归二钱　白术蜜炙　炙甘草各一钱

水二盅，煎七分，食远温服。

小营煎

当归　熟地黄　白芍　山药姜汁炒　枸杞子各二钱　炙甘草一钱

水煎，食远温服。

八珍汤

人参　白术蜜炙　茯苓　熟地黄　当归　白芍　川芎　炙甘草各一钱

姜、枣为引，水煎服。

紫苏饮

大腹皮　川芎　白芍　陈皮　苏叶　当归各一钱　人参　炙甘草各五分

姜三片，水煎服。一方有香附，无人参。

保生无忧散

当归　川芎　白芍　乳香去油研　枳壳麸炒　南木香　血余各等分

水煎服。

催　生

催生之药，原因妇人难产，不得已而用之也。若平素易产者，时至自生，不必服药。如必欲服，求其快便，须待产妇腹痛必至腰痛已甚，方是欲产之候，始可用药，顺势推之，自当立下。若只腹痛未甚，儿身尚未欲生，切不可早服催生之药，强其速生，使儿身不能转胞，则横生倒产必不免矣。是故生无可催也。所谓催生者，不过助其气血而利导之耳。然必待临产腹痛已甚，方可用脱花煎，少加肉桂五七分，为最稳最妙。或经日久，产母困倦难生，俱宜服滑胎煎，以助其气血，使之速生。若气虚无力，艰于传送者，必用独参汤接济其力，皆为催生要法。若期未至，而妄用行气导血之剂以为催生，亦犹揠宋人之苗①耳！

脱花煎

当归七八钱或一两　肉桂　川芎　牛膝各二钱　车前子一钱五分

水二盅，煎七分，温服。气虚，加人参一二钱；阴虚，加熟地黄三五钱。

滑胎煎

当归　熟地黄各三钱　山药姜汁炒　杜仲炒。各二钱　枳壳麸炒　川芎各七分

水煎，食前温服。气体弱，加人参、白术蜜炙各二钱；便实

① 揠（yà亚）宋人之苗：即拔苗助长，典出《孟子·公孙丑上》。

多滞，加牛膝一钱。

独参汤

人参二两，去芦

水煎浓汁，乘热顿服，频频服之，补接气力。

产　室

产室当令温凉得宜，若产在春夏宜避风，产在秋冬宜避寒。故盛暑不可当风取凉，以犯外邪，又不宜热甚，致令产母头痛面赤，亦不宜多人喧哗惊慌，热气熏蒸。若夏月，宜储凉水一盆，温则换之，以解其热。若冬月，宜储炭火一盆，务令下体和暖，衣被亦宜加厚，庶不为寒气所侵，可免胎寒血滞难产之患。且产后胎元即落，气血俱虚，感邪尤易，故不可以不慎！

稳　婆

产妇临盆，必须听其自然，不宜催逼。安其神志，不使惊慌，直待瓜熟蒂自落矣。故用稳婆，必须择老成忠厚者，预先嘱之，及至临盆，务令从容静镇，不得用手法催逼。世之稳婆催逼有二：有不知时候，唯恐后时者；有急完此家，复往彼家者。每因勉强试汤，分之、掐之、逼之使下，多致小儿头身未顺，而手足先出，或横生或倒产，为害不少。若痛阵未紧，眼无金花，手指中节未跳动，产门谷道未挺迸，切不可令其坐草。又或有生息不顺及双胎未下之类，俱宜稳密安慰，不可令产母闻知，恐惊则气散，愈难生下。又有一等诡诈奸滑稳婆，故作哼讶之声，或轻事重报，以显己能，以图厚谢，以致产妇惊疑，为害不浅。又有狡猾稳婆，意欲害人，私以手指掐破胞衣者，极宜预防。总之全凭自作主将，不可专意听信。盖此辈无书传，无师授，此理毫无所知，往往多执己见，一进门来不问迟早，便令坐草，催其用力，或揉腰，或擦肚，或手入探摸，多致殒命，可不谨哉！

弄　　痛

妊妇临月腹痛，或作或止，名曰弄痛。非正产之候，或腹虽痛而腰不甚痛；非正产之候，胎高未陷下者；非正产之候，谷道未挺迸者；非正产之候，水浆未破，血未出者；非正产之候，浆血虽出，而腹不痛；非正产之候，且令稳食安睡，或扶行熟忍，不可坐草。

试　　痛

妊娠七八月后，胎以能动，或母有火，或起居不时，令胎不安，致动而痛，不必惊慌。照常稳食安眠，一二日自安；或痛不止，服安胎饮，一二剂自愈。盖腹痛一阵紧一阵者，正产也。若一阵慢一阵，或乍紧乍慢者，皆试痛也，切勿轻意坐草。

安胎饮

黄芪蜜炙　杜仲姜汁炒　茯苓各一钱　黄芩一钱五分　白术蜜炙黄，五分　阿胶炒珠，二钱　续断八分　甘草三分　糯米百粒

水煎，入酒一杯和服。若胸中胀满，加紫苏、陈皮各八分；下血，加蕲艾、地榆各一钱，阿胶加倍。

脉　　诀

欲产之妇脉离经一呼三至，沉细而滑亦同名。夜半觉痛应分诞，来朝午后定知生。

临产宜正卧

产母临月，最戒曲身眠卧，盖产母畏痛，多不肯直身行动，以致胎元转身不顺。儿将到产门，被母曲腰遮闭，再转又转闭，则必无力而不能动，必致难产。人见其不动则为死胎，其实因

无力，非死也。此时任有良方妙药，不能令子有力而动，只要产母心安气和，渐渐调理，可保无虞。又有胞水已下，子忽不动，停一二日、三五日者，调治之外，切戒惊恐忧惧暴躁。盖惊则神散，忧则气结，暴躁则气不顺，血必妄行，多至昏闷，知此善调，自然无患。

睡是妙策

产妇临产时，须要调养心神，爱惜气力。若能上床闭目安睡片时最妙，若不能睡，暂时起身或扶人缓行，或倚桌站立。痛若稍缓，又上床安睡，总以睡为第一妙法。但睡则宜正身仰卧，使腹中宽舒，小儿易于转动。盖母坐立则儿倒悬，母睡则子亦睡，转身更不费力。故宜安眠稳食，不可曲身乱动。

忍　痛

产妇腹痛未甚，且须宽心安卧，或扶令行动，以便儿身舒转。如腰腹痛甚，有产之兆，即当正身仰卧，或起坐舒伸。务令安静从容，极力忍耐，待儿转身向下，其产必顺而最易。最不宜预为惊扰入手，以致产妇气怯，胞破浆干，使儿转身不易，则必有难产之患。若忍到没奈何时候，儿自脱然而下。从未闻有私胎而难产者，唯能忍痛故也。

惜　力

产妇初觉欲生，便须惜力安神，加意调养，不可妄用气力者，恐临产乏气乏力也。若儿方转身而用力太早，则每致横生逆产。直待儿身转正，顺抵产门，一逼自下。若时候未到，用力徒然。

慢临盆

产妇将产时，最宜养神惜力，安睡为主，切不可轻易临盆。

盖儿在母腹，要听其慢慢转身，寻到产门，头向下，脚向上，倒悬而出。若果当其时，小儿自会钻出，不必过于用力、过于着急，即或太慢过时，不过落在裤中，生在床上而已，有何大碍？此临产之至要，千古不易之常道也。

临产宜饮食

产时以饮食为本，有等妇人，临产不能饮食，则精气不壮，以何用力？必未产前预买人参三五钱，或党参三五两，将产煎服，大助气力胜于肉食。又宜频食稠软米粥，勿令饥渴以乏气力，亦不宜食硬冷难化之物，恐产时乏力，以致脾虚不能消化，则产后有伤食之证。又酒不可多饮而致醉，凡产前醉，则无力而四肢不用。产后酒多恐引入血分、四肢，致后有动血及四肢无力、髓骨酸痛之患。

临产贵运动

富贵之家，过于安逸者，每多气血壅滞，常致胎元不能转动。此于未产之先，亦须常为运动，庶使气血流畅，胎易转动，则产亦易矣，是所当预为留意者。

临产禁巫邪

产妇临月，不可占卜问神，如巫觋之徒，哄吓谋利，妄言凶险，祷神祇保，产妇闻之，必生疑惧。心有疑惧，则气结血滞而不顺，多至难产，所宜戒也。

正　产

正产者，将产之时，稳婆以意揣度，产妇以意审详。若小儿逼到产门，则腹痛必急，腰痛必甚。胸中下陷，交骨分开，大小便一齐迸急，眼中金花乱闪，浆水或血俱下。此时子已出胎，产母方努力一迸，子即生下，庶不误事。如数证未到，即十日一日不产无妨，切不可老少惊慌，求神许愿，恐产母见之闻之，必生忧虑，一有忧虑，自然胆怯力衰，饮食难进。亦不可悯其痛楚，急欲离身。强之用力，用力太早，关系母子性命，可不畏哉！

难　　产

少妇初产，交骨不开，或因临盆太早，用力催逼，儿横腹内，诸药无效者，宜神柞饮，亦治一切难产。又有破胞已久，胞浆沥尽，产门风进，产路干涩而难产者，宜神应散。又有中年妇女，生育过多，气血两虚而难产者，宜脱花煎。又有血先下，或胞浆先下，子逆上冲者，宜大顺汤，或单用黄葵子七十粒炒，研末酒调下。若统治一切难产而有效者，如加味芎归汤、佛手散、油密煎、阿胶汤、胜金丹、归芪汤，皆可择用。又有胞水先破不即产，甚至延及二三日、四五日者，宜用鱼胶五钱煅存性，研酒调下，或用冬葵子三钱炒煎服。

神柞饮

生柞枝洗，锉　益母草各一两　川芎五钱　当归五钱　人参三分

水二盅，煎一盅，温服。

神应散

生蜂蜜　甜酒酿　麻油各一杯

上共煎数沸，入童便一杯服。

脱花煎

川芎二钱　当归七钱　肉桂一钱　牛膝二钱　车前子一钱五分

水二盅，煎八分，热服，再饮酒数杯更妙。

大顺汤

人参二钱　砂仁一钱　麻油一两，熬

水煎服。

加味芎归汤

当归一两　血余即壮妇头发，如鸡子大一团，洗净，瓦上炙存性　川芎七钱　龟板一个，酥炙

水煎服。约人行五里许即生。

佛手散

当归五钱　川芎三钱

水七分，酒三分，同煎七分服。

油蜜煎

蜂蜜　麻油　童便各一盅

共煎，温服。

阿胶汤

阿胶二两，炒珠　赤小豆一盅

水二碗，煮豆令熟，去豆，入胶化服，每服半盅，不过三服即出。

胜金丹

兔毫笔即败笔头一枝，烧灰存性，研　生藕汁一盅

共调匀服。若虚弱及素有冷疾者，即以银器盛之，隔水炖，温服。

归芪汤

当归一两　黄芪五钱　川芎三钱　益母草二钱　枳壳麸炒，一钱

水一盅半，煎七分服。

横　产

横产者，以儿方转身，产母用力太早，以致儿身未顺，而先露手臂，名曰觅盐生。但见儿手略有出意，即令产母宽心仰卧，轻轻送入，弗令多出。盖出少则易入，未久则易入，如出

多而久难入。略以盐半分涂儿手心，以麻油抹儿满手，轻轻推入，或以手指轻轻抓儿手心亦可，切不可用刀截断，仍待儿身转正即生。

倒　产

倒产者，因儿未及转身，产母努力一逼，致令儿先露足，名曰踏盐生。亦令产母宽心仰卧，轻轻扶入，若未得入，略以盐半分，涂儿足心，或以手指轻轻抓儿足心，仍以麻油抹儿满足，轻轻推入，静候转正即生。

坐　产

坐产者，因儿将产，其母疲倦，久坐椅褥，抵其生路，不能正生，而先露臀。须用手巾一条，拴系高处，令产母以手攀之，轻轻屈足舒生①，以开生路，儿即顺生。

偏　产

偏产者，因儿未顺生路，产母努力一逼，儿头偏柱边傍，虽若露顶，实额角也。亦令产母正身仰卧，稳婆轻手扶正头顶即生。若儿头后骨偏柱谷道傍边，令稳婆以绵衣烘热裹手，急向谷道外傍轻轻托上，或用膝头抵住，令儿头正即生。

碍　产

碍产者，因儿转身时，产母用力太早，致儿脐带绊肩。虽儿身已正，门路已顺，儿头已露，犹不能生。须令产母仰卧，稳婆轻轻推儿向上，以中指按儿肩，拨去脐带，静候片时即生。

---

① 生：广益铅印本作“伸”，义胜。

盘肠产

盘肠产者，因产母平日气虚，及临产时用力努挣，周身气血下注，以致肠随儿下。治法以洁净不损破漆器盛之，浓煎黄芪汤，待温浸之，以润其肠。待儿胞衣俱下，产母仰卧，自己吸气上升，稳婆以麻油涂手徐徐送上。宜服大剂补中益气汤方见后“膀胱落下”条中。

一法以蓖麻子十九粒去壳，捣烂，涂母头顶，待肠收上，急以水洗去。

又法以醋半盏，新汲水七分调匀，忽噀[1]产母之面或背，即收。每一噀一缩，三噀三缩，肠已收尽矣此法但恐惊则气散，反致他疾，须慎用之。

如肠头为风吹干，不能收入，以磨刀水，微温润肠，另煎活磁石汤一杯，产母饮之，其肠自收。

热产

热产者，临产时当盛暑，产室宜避日色，多储清水，以避热气，更不宜多人喧嚷，热气熏蒸，以防发热，头晕气乏，不能产下。倘狂风阴雨，更宜谨避。总之，产室当温凉得中为妙。

冻产

冻产者，严冬解产，宜密闭房户，多置炭火，常令暖气如春，仍厚覆下体，常使温和，免致难产。若下部受寒，以致血冷凝滞骨骱，产户坚收，儿不速生。急以川芎、当归各五钱，加干姜或肉桂，水煎服。一法以紫苏浓煎汤熏洗亦妙。大抵坐草太早，去被良久，多有此患。慎之！

---

① 噀（xùn 训）：含在口中而喷出。

惊　　产

惊产者，或因少妇初次生产，神气怯弱，子户未舒，腰曲不伸，辗转胎侧，儿不能生，宜紫苏饮。或因向来难产，临期恐惧，以致气结不行，儿不能下，宜舒郁汤。

紫苏饮

苏梗　人参　陈皮去白。各一钱　当归二钱　川芎八分　大腹皮二钱，洗净　甘草五分　白芍一钱五分，酒炒

水煎服。

舒郁汤

紫苏一钱　当归三钱

长流水煎服。

伤　　产

伤产者，怀胎未足月，有所伤动，以致脐腹疼痛，忽然欲产；或妄服催生之药，逼儿速生；或仓皇用力太早，浆水先下，皆不能无伤，慎之可也。

临产服药

临产服药催生，切忌兔脑鼠肾二丸及回生丹。盖兔鼠二丸大耗气而兼损血，回生丹大破血而兼损气。产时百脉解散，气血虚亏，服此耗气破血之药，一令毛窍开张，招风入内，祸不可言；一令产后大坏，血虚发热，遗患无穷。按此三方，古今称为神灵奇宝者，尚然如此，其他可知。如必须服药，若加味芎归汤、佛手散二方用之不尽矣。盖产时全要血足，血足如舟之得水，何患不行。二方大用芎、归，使宿血顿去，新血骤生。药品随地皆有，且使身体壮健，产后无病，真正有益无损。此皆先贤洞达阴阳之理，制此神方，以利后人。临产者，当共

宝之。

加味芎归汤

当归一两　川芎七钱　血余即壮盛妇人头发洗净，瓦上焙，存性，七钱　龟板一个，酥炙①

水煎服。约人行五里许即生。

佛手散

当归五钱　川芎三钱

水七分，酒三分，煎七分服。

临产安慰

初产时，最忌追问是男是女，恐因言语而泄气，或以爱憎而动气，皆易致病。倘连胎生女，此亦人事之常。凡为翁姑与丈夫者，只宜宽言安慰，切不可咨嗟叹息，使妇抱怨，致病伤生。若因所生是女，而或弃或溺者，定得绝嗣之报，须修德以俟之。

临产血晕

临产去血太多，昏不知人，产下即死者，名曰血晕，宜芎归汤。若产后虚脱，面白眼闭，口开手冷，六脉细微，急用人参一两，水煎浓汤灌之，迟则无及矣。若火盛血逆而昏晕者，宜清魂散。如不醒，以韭汁和醋灌之。仍不醒，急掐人中，提顶心头发，姜汁和童便灌之；或荆芥穗二钱研末，童便调灌。若失血过多，虚热太甚，目暗神昏，手足厥冷者，宜参归汤。若才产忽然噤口，语言颠倒，如见鬼神，此败血攻心也，宜妙香散。若猝时昏晕，药不及煎，宜烧铁秤锤令赤，用器盛至床

① 一个酥炙：此四字原脱。上文"难产"载有同名方，据补。

前，以醋沃之，令酸气入鼻即醒，或以热醋稍稍含之，即愈。

芎归汤

川芎三钱　当归三五钱

水煎服。

清魂散

人参　荆芥　泽兰叶各一钱　川芎四钱　甘草三分

共为末，每服二钱，或水煎服。

参归汤

川芎　当归　人参各一钱　干姜　肉桂各五分

水煎服。若汗多，加黄芪。

妙香散

山药姜汁炒　远志肉制　茯苓　茯神各一两　人参　桔梗　甘草各五钱　辰砂另研，水飞，三钱　木香二钱五分，另研　麝香一钱，另研

为细末，每服二钱，酒下。

交骨不开

交骨不开，乃元气虚弱，胎前失于调养，以致气血不能运达而然也。急令安睡，内服加味芎归汤方见前“临产服药”条中，外以麻油调滑石末，涂其产门即开。

胞衣不下

儿出胎时，稳婆宜以两手轻抱产母胸前，产母自己亦宜以两手紧抱肚脐，令胞衣下坠。如胞衣不下，亦是临盆太早之故。盖正产时，骨节开张，壮者数日而合，怯者弥月而合。今不待其开而强出之，故胎出而骨眼随闭，以致胞出不及耳。宜用佛手散方见前“难产”条中，加牛膝、瞿麦各二钱，滑石一钱，水煎

服。若败血流入胞中，胞即胀大不得下，治之稍缓，胀满腹中，上冲心胸，疼痛喘急，宜急断脐带，使血不入胞中，免致胀满。但脐带极脆，要细心挐定。先用软绢或粗麻线系住脐带，又将脐带双折再系一道，以秤锤坠之，防其缩入，然后剪断。过三五日，自痿缩干小而下，不可乱服药、乱动手。若血流入胞衣，血胀不下，治之少①缓，必致胀满。以次上冲心胸，疼痛喘急者，宜服牛膝汤。若气血虚弱，不能传送而不下者，产母但觉乏力，别无胀痛，宜加味芎归汤方见前“难产”条中。若腹痛，手按稍缓，是虚痛也，宜保生无忧散。统治胞衣不下，将产母头发吊起，急以发梢探喉中，一呕即下。

牛膝汤

延胡索五钱　牛膝　全当归各三钱

水煎服。

保生无忧散

当归酒浸　枳壳盐炒　川芎　木香　白芍　炙甘草各一钱半　血余炭另研　乳香另研。各五分

水煎，入血余炭、乳香二末服。

膀胱落下

儿胞下后，膀胱脱出，名曰痂病。或由临盆用力太过，或由气血两虚。其色紫者可治，白者难治。急用狗脊散煎汤，先熏后洗，乘热轻轻托进。内服补中益气汤去柴胡，加醋炒白芍敛而举之。或外用黄芪煎汤，熏洗亦妙。

狗脊汤

金毛狗脊　黄连　五倍子　水杨根　枯白矾各一钱

---

① 少：广益石印本作“稍”。

共为末，水煎汤，熏洗一二日愈。

补中益气汤

人参　黄芪蜜炙　白术蜜炙　甘草炙。各一钱五分　当归一钱　陈皮五分　升麻蜜炙　柴胡各三分

上加姜三片，枣二枚，水煎服。

子宫脱出

子宫脱出，痛不可忍，名曰瘣疾①。此由临盆太早，努力太过而然。宜用蓖麻子去壳十四粒，研烂涂头顶心，入即洗去。或用蛇床子五两，乌梅十四个，煎水，日洗五六次，内服参姜汤。

参姜汤

人参另炖，冲药服　白芍酒炒　淮山药各一钱　当归身二钱　干姜炮，五分　甘草炙，五分

水煎服。

损破脬胞

临产损破脬胞，小便不禁，宜补脬饮。但服药时须敛气，不得作声，如作声则无效。

补脬饮

黄丝绢天生黄者三尺，用炭灰淋汁，煮烂，以清水漂极净　黄蜡五钱　白蜜一两　马庇勃②　茅草根各二钱

水二盅，煎一盅服。

---

① 瘣（lěi 磊）疾：指妇女子宫下垂。明·李时珍《本草纲目·石二·慈石》：“子宫不收名瘣疾”。

② 马庇勃：即马勃的俗称。

产门不闭

产门不闭，乃气血大虚，不能收摄也，宜十全大补汤加五味子。或痛而觉热，宜加味逍遥散。或忧思伤脾而血热者，宜加味归脾汤。若暴怒伤肝而动火者，宜龙胆泻肝汤。

十全大补汤

人参　白术蜜炙　茯苓　黄芪蜜炙　当归　熟地黄　白芍　川芎各一钱　肉桂　炙甘草各五分

姜三片，枣二枚，水煎服。

加味逍遥散

当归　白芍　白术蜜炙　茯神　甘草　柴胡　丹皮　栀子炒。各七分

姜三片，水煎服。

加味归脾汤

人参　黄芪　白术蜜炙　茯苓　酸枣仁各二钱　远志制　当归　柴胡　栀子炒。各一钱　木香　炙甘草各五分　龙眼肉七枚

水二盅，煎七分，食远服。

龙胆泻肝汤

龙胆草酒炒　人参　天冬去心　麦冬去心　甘草　黄连炒　栀子炒　知母各五分　黄芩七分　柴胡一钱　五味子三分

水煎，温服。

产后调护

产后床上宜厚铺裀褥，高枕靠垫，勿令睡下，致血不行。宜仰卧不宜侧睡，宜竖膝不宜伸足。宜闭目静养，切忌大喜大怒。亦勿熟睡，恐倦极熟睡，血气上壅，因而眩晕。亦不宜高声急叫，以致惊恐。每日以手从心下轻轻按摩至脐，日五七次，

则恶血尽下，次日乃止。不问有无病痛，宜以益母草煎汤搀和童便，日服数次童便须临时取用，亦须清淡者为贵。四壁须遮围使无空隙，庶免风寒。夏月忌贪凉用扇、食冷硬物及当风坐卧。百日内忌夫妇交合，犯之终身有病。满月后方可梳头洗足，否则手足腰腿必有酸痛等证。不可独宿，恐致虚惊。不可刮舌，恐伤心气。不可刷齿，恐致血逆。须至满月，气血平复，方可照常理事。

产后禁忌

产后七日内，毋犯冷水，毋洗下部，毋梳头以劳力，毋起早以冒风，毋行走以伤筋骨。至七日外，方可用温水以洗下部，尤须防产门进风。月内毋多言，毋劳女工，毋用凉水洗足手，即温水亦宜少洗。毋受惊恐，毋动怒气，毋过饮食，毋犯房劳，即一百二十日内，亦不可劳神劳力。毋食重浊之物，以壅滞经络。毋食辛热之物，使血妄行。毋食生冷之物，使血凝结。毋食消导耗散之物，以损气血。毋多饮醇酒，以致神昏失误。毋多食咸味，以烧干乳汁。产后忌冒风，而产门更宜紧防，虽七日外亦须遮盖紧密，脐腹宜时用衣服烘热温之。虽暑月亦宜厚盖，否则腹寒，血气不行，且多疼痛。

乳　少

乳汁乃冲任气血所化，故下则为经，上则为乳。产后饮食最宜清淡，不可过咸，盖盐止血少乳，且发嗽。若气血虚而乳少者，或产时去血太多，或产前有病，以及贫苦之妇，仆婢下人，产后失于调理，血脉枯槁。或年至四十，气血渐衰，往往无乳，急服通脉汤，虚者补之也。若乳将至，而未能过畅者，宜涌泉散，滞者通之也。若肥胖妇人，痰气壅滞不来者，宜漏芦汤，壅者行之也。或用赤小豆煮粥食之，即通。若乳少无以乳儿，以致母子俱瘦，饮食减少，宜参术地黄汤。

通脉汤

黄芪生用，一两　当归五钱　白芷一钱　通草二钱

上用七星猪蹄一对，煮汤吹去浮油，煎药服之，服后覆面睡卧，即有乳。如未效，再服一剂。若新产无乳者，水酒各半煎服，不用猪蹄；若年少力壮，体素强健者，宜加红花三分，以消恶露。

涌泉散

当归　黄芪生用　通草各二钱　穿山甲炒，研　瞿麦各一钱五分　王不留行一钱五分　七星猪蹄一对

煮汁一碗，入酒一杯，煎服，以木梳于乳上梳之。

漏芦汤

漏芦二两　蛇蜕一条　土瓜根一两

上为末，酒调服二钱。

参术地黄汤

人参　熟地黄　白术蜜炙。各二钱　当归　川芎　黄芪　麦冬去心　茯苓各一钱　炙甘草五分　五味子十五粒　陈皮四分

上加大枣二枚，水二盅，煎一盅服。

乳　出

产后乳自出，乃阳明胃气之不固，当分有火无火而治之。若无火而泄不止，由气虚也，宜八珍汤方见前“滑胎”条中、十全大补汤方见前“产门不闭”条中。若阳明血热而溢者，宜保阴煎，或四君子汤加栀子。若肝经怒火上冲，乳胀而溢者，宜加减一阴煎。若乳多胀痛而溢者，宜温帛熨而散之。若未产而乳自出者，以胎元薄弱，滋溉不全而溢也，谓之乳泣，生子多不育。

保阴煎

生地黄　熟地黄　白芍各二钱　山药姜汁炒　川续断　黄芩　黄柏各一钱五分　生甘草一钱

水二盅，煎七分，食远温服。如小水多热，或兼怒火动血者，加栀子炒黑一钱；夜热身热，加地骨皮一钱五分；肺热多汗，加麦冬去心、酸枣仁各一钱；血热甚者，加黄连一钱五分；血虚血滞，筋骨疼痛，加当归二三钱；气滞而痛，去熟地黄，加陈皮、青皮、丹皮、香附之类；血脱血滑，及便血久不止者，加地榆一钱或乌梅一个；少壮强盛者，不必用熟地黄、山药；肢节筋骨疼痛，或肿胀者，加秦艽、丹皮各一二钱。

加减一阴煎

生地黄　白芍　麦冬去心。各二钱　熟地黄三五钱　炙甘草五七分　知母　地骨皮各二钱

水煎，温服。如躁烦热甚便结者，加石膏二钱；小水热涩者，加栀子一二钱；火浮于上者，加泽泻一二钱，或黄芩一钱；血燥血少者，加当归一二钱。

四君子汤

人参　白术蜜炙　茯苓各二钱　炙甘草一钱

姜三片，枣二枚，水煎服。

吹　乳

产后乳儿，乳为儿口气所吹，致令乳汁不通，壅结肿痛，不急治之，多成痈肿。急服瓜蒌散，外以南星研末，温水调敷，更以手揉散之。若肿痛势甚者，唯金贝煎最妙。

瓜蒌散

瓜蒌一个　乳香去油，二钱

酒煎服。

金贝煎

金银花　贝母去心　蒲公英　夏枯草各三钱　红藤七八钱　连翘一两或五七钱

酒二碗，煎一碗服，服后暖卧片时。如火盛烦渴乳肿者，加天花粉二三钱。

妒　乳

产后无儿饮乳，或乳多儿小未能饮尽，余乳蓄结作胀。或妇人血气方盛，乳房作胀，以致肿痛，憎寒壮热，不吮通之，必致成痈。用陈皮一两，甘草一钱，水煎服。若肿结不消，欲回乳者，用麦芽二三两炒熟，水煎服。

乳　痈

乳痈属胆胃二腑热毒，气血壅滞，故初起肿痛，发于肌表，肉色焮赤。其人表热，或憎寒壮热，头痛烦渴，宜瓜蒌必效散。若初起结块，宜泽兰汤。外用活鲫鱼一尾，捣烂，和腊月饴糖糟一小团，研细调敷，肿消即下。如未消，再敷。一法以远志去心取肉，米泔浸炒为末，每服三钱，酒一盅，澄清饮之，渣敷患处。若脓出寒热如疟，宜解毒散。若脓出虚弱，宜参芪银花汤。

瓜蒌必效散

瓜蒌一个，捣烂　金银花　当归　生甘草各五钱　乳香去油　没药去油。各一钱

水煎服。一方有白芷、青皮各一钱。

泽兰汤

泽兰一两　青皮三钱　白及五钱　枸橘叶三十片

水煎，入酒半盅服。

解毒汤

人参　白术蜜炙　生地黄各二钱　黄芪　银花　茯苓各一钱　连翘去心，四分　青皮三分　白芷五分　乌梅一枚　大枣一枚

水煎服。

参芪银花汤

人参　黄芪　白术蜜炙　熟地黄各二钱　银花　当归各三钱　茯苓八分　川芎八分　甘草五分

水煎服。

乳　岩

乳岩属肝脾二脏郁怒，气血亏损，故初起小核结于乳内，肉色如故，其人内热夜热，五心发热，肢体倦瘦，月经不调。用加味逍遥散方见前“产门不闭”条中、神效瓜蒌散方见上“乳痈”条中、加味归脾汤，多服自消。若积久渐大，巉岩①色赤，出水内溃深洞，为难疗，宜银花汤②，未成者消，已成者溃，已溃者收功。

加味归脾汤

人参　黄芪　白术　茯苓　酸枣仁各二钱　远志制　当归各一钱　木香　炙甘草各五分　柴胡　栀子炒。各一钱

上加圆眼七枚，水二盅，煎七分，食远服。

银花汤

金银花　黄芪生。各五钱　当归八钱　甘草一钱八分　枸橘叶即臭橘叶，五十片

---

①　巉（chán 馋）岩：高而险的山峰岩，此处比喻肿块大而不规则的形状。

②　汤：原作“银”，据上下文义改。

水、酒各半，煎服。

盘肠产治

凡患盘肠产者，恐防再犯。宜于此后未孕之时，多服加味地黄丸，以固下元关键。及有孕时，多服加味湖莲丸，以补气，更服三补丸，以凉血。直待临月，再服加味八珍汤十余剂，庶可免矣。

加味地黄丸

熟地黄八两　山药姜汁炒　山萸肉各四两　牡丹皮　茯苓　泽泻各三两　五味子　肉桂各一两

上为末，蜜丸梧子大，白汤下二钱，空心服。

加味湖莲丸

条芩四两　砂仁微炒　炙甘草各一两　白术蜜炙　莲子去皮心。各二两　人参一两

为末，山药四两糊丸，白汤下。

三补丸

黄芩　黄连　黄柏俱酒炒，各等分

共为末，蒸饼糊丸，白汤下。

加味八珍汤

人参　白术蜜炙　茯苓　炙甘草　熟地黄　当归　川芎　白芍　诃子煨　瞿麦　粟壳蜜炙

水煎服。

产后舌不收

产后舌出不能收，以朱砂研极细末，敷其舌。仍令作产子之状，令两人扶之，乃于壁外，潜拾破缸、破罐，掷地作碎声，令妇惊闻其声，舌即收入。

产后乳悬

产后两乳忽长细如肠，垂过小腹，痛不可忍，名曰乳悬。用川芎、当归各一斤，以半斤锉细末，入瓦器内，水煎频服。复以半斤切片，于房内烧烟，令妇鼻吸此烟。如未愈，再制一料，更以蓖麻子一粒去壳取肉，研碎，涂其顶心即愈，急宜洗去。

产下肉线

临产用力太过，以致脬膜有伤，产户垂出肉线一条，长三四尺，牵引心腹，痛不可忍，以手微动则痛欲绝。宜用生姜三斤，连皮捣烂，入麻油二斤，拌匀炒熟，以油干为度。先以熟绢五尺，折作数层，令妇人轻轻盛起肉线，使之屈曲盘旋，纳入产户，再以绢袋盛姜，就近熏之，冷则再换，一日夜收入大半，二日收尽。但肉线切不可断，断则不治矣。

子母虫

产后忽生虫一对，长寸许，置地能行，埋入土中，过数日发而视之，暴大如拳，名曰子母虫，以后月生一对。用苦参米泔浸一宿，蒸熟晒干研末，加川椒少许，为丸服，又生一对，从此绝根。

肠痒

产后肠痒难忍者，或以平日所用针线袋，或以箭杆及簇，置所卧褥下，勿令产母及他人知之，其痒自止。

产后身冷

产后日食黍粥二十余碗，一月之后，其身冷处有数块，以指按其冷处，其冷即从指下上应于心，如是者二年，诸治不效。

以八珍汤方见前“滑胎”条中去地黄加橘红，入姜汁、竹沥一盅，煎七分服，以冷处皆暖为度。

儿枕痛

胎侧有成块者，名曰儿枕。子欲生时枕破血下，若败血不下，则成块作痛，不可忍，宜服生化汤或三圣散。

生化汤

当归五分　川芎一钱　甘草蜜炙，五分　炮姜五分，夏月三分　桃仁七粒，去皮尖，杵

水煎，入陈酒三五匙，温服。

三圣散

当归一两　延胡索　桂心各五钱

上为末，每服二钱，童便或热酒调下。

恶露不下

产后恶露不下，腹痛连腰，往来寒热，此因腹有宿冷，或感新寒，以致败血壅滞不行，唯生化汤方见上“儿枕痛”最妙，佛手散方见前“难产”亦可。若恶露淋沥不绝，因腹中恶血未尽也，治宜仿此。

保产下

产后总论

产后血气大虚，理宜峻补。但恶露未尽，峻补须防壅滞。血能化又能生，攻块无损原气，行中带补，方谓万全无弊。世以四物汤理产后，误人多矣。盖地黄性寒，白芍酸敛故也，唯生化汤用之最当。夫产后血块宜消，新血宜生，若专消则新血不生，专补则瘀血益滞。历考本草，川芎、当归、桃仁三味，

善去恶血，骤生新血。佐以炮姜、甘草引入肺肝，生血理气，则行中有补，化中有生，实产后之至宝也，因名曰生化汤。凡病皆起于气血之虚，脾胃之弱，而产后则气血之衰、脾胃之弱为尤甚也。是以丹溪立论，必当大补气血以为先，虽兼他证，以末治之，诚至论也。若能扩充其意，用药施治，则治产可以无大过矣。

盖产后忧惊劳倦，血气暴虚，诸证乘虚而入，或有气无专耗散，或有食勿专消导。热忌芩、连，寒忌桂、附，寒则血块凝滞，热则新血崩流。若中虚外感，见三阳表证之多，似可汗也，产后而用麻黄则重竭其阳；见三阴里证之多，似宜下也，产后而用大黄则重亡其阴。耳聋胁痛，乃肝肾虚亏，恶血之停，休用柴胡；谵语汗出，乃元气虚弱，似邪之症，毋用枳实。厥有阳气之衰，难分寒热，非大补不能回阳而起弱；痹因阴血之亏，无论刚柔，非滋荣不能舒筋而活络。他如乍寒乍热，发作有期，证似疟也，若作疟治则迁延难愈；神不守舍，言语无伦，病似邪也，若以邪治则危亡立见。去血多而大便燥结，苁蓉加于生化，非润燥承气之能逼；出汗多而小便短涩，六君倍用参、芪、茯苓，必生液助津之可利。加参生化频服能救产后之危，长生活命屡用可调绝谷之证。崩漏脱肛多是气虚下陷，补中益气汤堪用；口噤拳挛乃因血燥类风，人参生化汤宜服。若子宫入风而痛甚，宜用羌活养荣汤；玉门寒冷而不闭，洗用蛇床、吴萸、硫黄。怔忡惊悸，生化远志安神之品；语言恍惚，安神丸助血归脾。因气而满闷虚烦，生化汤加木香为佐；因食而吞酸呃逆，六君加神曲、麦芽为良。苏木、三棱善能破血；青皮、枳壳最消胀满。一应耗血散气之剂，发汗吐下之方，只可施于壮实，岂可用于产虚。大抵新产之后，先问恶露如何，块痛未除，未可遽加芪、术。腹中痛止，补中益气无疑。至于亡阳脱汗，气虚喘促，频服生化人参，是用权也。又以阴亡大热，血崩厥晕，速服生化原方以救急也。王太仆曰：治下补下制以缓急，缓则路远而力微，急则味厚而力重。故治产当遵丹溪而固本服药，宜效太仆而加频，此虽未尽产中之详，已不失乎产后之旨。

按：此谓气血随胎而去，必属大虚。故无论诸证，皆当以大补为先，其他皆属可缓。言虽近理而未免言之过也。故产后气血俱去，诚多虚证。然有虚者，有不虚者，有全实者。凡此三者，但当随证、随人辨其虚实，以分治之。不得执有成心，概行大补，以致助邪，此辨之不可不真也！

血块作痛

产后血块作痛，多由产母难产过劳而成。或调护失宜，或寒邪凝滞，以致血停作痛。古法每用苏木、三棱、莪术以迅攻之。时医多用归尾、红花以急行之，或延胡、牛膝以大破之。他如用山楂、砂糖以消块，姜椒、艾酒以定痛，亦非良剂。至于治气胀，用乌药、香附以顺之，枳壳、厚朴以顺之，又有用青皮、苏子以下气定喘，芩、连、栀、柏以退热除烦。彼夫血枯便闭，以承气汤下之而愈。厥汗多，小便涩，以五苓散通之而愈秘。此皆重虚产母，非徒无益，反致变证百出。盖产后血块固宜消，新血亦宜生，必须行中带补，化中又生，可称善治。若生化汤能使块消而痛止，神清而气复，产后之至宝也。凡产儿下地，未进饮食之先，即服一剂，后再连服二剂，可保产后一切危证。

生化汤

当归八钱　川芎三钱　炙甘草五分　炮姜五分，夏用四分　桃仁

十粒，去皮尖捣

水煎，入陈酒六七匙冲服。渣另用器储，候三剂头煎服完，将三渣并作一剂，水煎服。

产后调治

产后百病皆血虚火盛，瘀血妄行而已，间有内伤饮食，外感风寒，然必先逐瘀补虚为主。若不兼逐瘀，但服参、芪停滞之剂，必有瘀血攻心即死者，食肉太早亦然。故产母但觉小水短少，即是病生，便须服药，调理脾胃肝肾。如不愈者，必气滞且逆。盖妇人凡事多忧思恚怒，忧思太过则气结而血亦结，恚怒太过则气逆而血亦逆，甚则乳胁痛。要之女病，皆因气血郁结，所以古方多用行气药。

恶露不下

产后恶露不下，有结聚成块，心胸烦闷，脐下坚痛者，宜当归血竭丸。有兼受寒热劳碌，腰脊骨烦痛者，宜丹参散。有寒热交攻，心慌昏沉，腹中疼痛者，宜通瘀饮。又有恶露方下，忽然断绝，骤作寒热，脐腹百脉皆痛如锥刺，由冷热不调，或思虑动作，气所壅遏，血蓄经络者，宜没药丸。

当归血竭丸

当归　血竭　蓬术　五灵脂炒

上为末，米醋糊丸，酒服二钱。

丹参散

丹参一味，晒干为末，酒服二钱。

通瘀饮

当归尾　大黄各三钱　白术蜜炙　木通各一钱　红花五分　桃仁三十粒，捣如泥水酒各半，煎三沸，入桃仁泥再煎一沸，温服。

没药丸

当归一两　白芍　桂心各五钱　桃仁炒，去皮尖捣　没药研。各二钱五分　虻虫去翅足，炒　水蛭炒焦。各二十枚

上为末，醋糊丸梧子大，淡醋汤下三丸。

恶露不止

产后恶露不止，小便急痛者，宜磨块四物汤。或血下过多，渐至瘦弱者，宜八珍汤去甘草，加厚朴、黄柏、阿胶、牡丹皮。或下如豆汁，紫黑过多者，宜加味四物汤。或至月余，犹淋沥不止，已为陷下，宜增益四物汤。或下不止，至于数月，及半载之久者，宜千金方。或恶血不绝，崩血不可禁，腹中绞痛气急者，宜牛角䚡丸。或恶露淋沥不断，心闷短气，四肢乏弱，头心昏重，五心烦热，面黄体瘦者，宜牡蛎散。若因血热者，宜清化饮。若伤冲任之络者，宜固阴煎加减用之。若肝脾气虚，不能收摄者，宜补中益气汤。若气血俱虚而淡血流不已者，宜十全大补汤。若怒火伤肝而血不藏者，宜加减四物汤。若风热在肝而血下泄者，宜一味防风散，服之神效。

磨块四物汤

熟地黄　当归　白芍　川芎　延胡索　桃仁去皮尖　肉桂　熟大黄

水煎服。

八珍汤

人参　白术蜜炙　茯苓　炙甘草　熟地黄　当归　白芍　川芎各一钱

姜三片，枣二枚，水煎服。

加味四物汤

熟地黄　当归各三钱　白芍二钱　川芎　蒲黄　阿胶炒　蓟根　白芷各一钱

水煎服。

增益四物汤

熟地黄　当归各三钱　白芍二钱　川芎　升麻　白芷各一钱　血余灰五分，另入

水煎服。

千金方

升麻二钱

酣酒二盅，煮取一盅，分二服。

牛角腮丸

牛角腮酥炙，五两　马蹄壳一个，烧　生地黄四两　代赭石　干姜各三两　阿胶炒，二两　血余灰一两，即头发灰

上为末，蜜丸白汤下。

牡蛎散

牡蛎粉　龙骨　川芎　生地黄　茯苓　当归　人参　艾叶　地榆各一钱　炙甘草五分

水煎服。

清化饮

白芍　麦冬去心。各二钱　牡丹皮　茯苓　黄芩　生地黄各二三钱　石斛一钱

水煎，食远服。骨蒸多汗，加地骨皮一钱五分；热甚而渴，或头痛，加石膏一二钱；下热便涩，加木通一钱，或黄柏、栀子；如兼外邪发热，加柴胡一钱。

固阴煎

人参　熟地黄各三钱　山药炒，二钱　山茱萸一钱五分　远志

七分，炒　炙甘草一钱　五味子十四粒　菟丝子炒香，二钱

水煎，食远服。阴虚微热而血不固者，加川续断二钱；肝肾血虚，小腹痛而血不归经者，加当归二钱；脾虚多湿或兼呕恶，加白术一钱；气陷不固，加升麻炒一钱；心虚不眠或多汗者，加枣仁炒二钱；虚滑遗甚，加金樱子肉二钱，或醋炒文蛤一钱。

补中益气汤

人参　黄芪炒　白术蜜炙　炙甘草各一钱半　当归一钱　陈皮五分　升麻　柴胡各三分

姜三片，枣二枚，水煎服。

十全大补汤

人参　白术蜜炙　黄芪蜜炙　熟地黄　当归　白芍　茯苓　川芎各一钱　炙甘草　肉桂各五分

枣二枚，姜三片，水煎服。

加减四物汤

熟地黄　当归各三钱　川芎一钱　白芍二钱　山栀仁炒　柴胡　牡丹皮各一钱

水煎服。

一味防风散

防风去芦

为末，每服一钱，白汤调下。

外感发热

产后有外感发热者，盖临盆之际，露体用力，无暇他顾，此时或遇寒邪乘虚而入，感之最易。若见头痛身痛，憎寒壮热，或腰背拘急，脉见紧数，即外感证也。然此外感随感随病，与正伤寒不同，故宜略加解散即痊。勿谓新产之后，不宜表散，

但当酌其虚实而分治之。如感邪气不甚虚者，宜三柴胡饮。若气虚脾弱者，宜四柴胡饮，或五柴胡饮。若肝脾肾三阴不足者，宜补阴益气煎。若虚寒之甚者，宜理阴煎。若强壮气实者，宜正柴胡饮。若兼火盛而邪不解者，宜一柴胡饮。若风寒俱感，表里俱滞者，宜五积散。

三柴胡饮

柴胡二三钱　白芍一钱五分　炙甘草　陈皮各一钱　生姜三五片　当归二钱，溏泄者易熟地黄

水煎，温服。如微寒咳嗽者，加半夏制一钱。

四柴胡饮

柴胡一二钱　炙甘草一钱　生姜三五片　当归二三钱　人参二三钱

水煎，温服。如胸膈滞闷者，加陈皮一钱。

五柴胡饮

柴胡一二钱　白术蜜炙　当归各二三钱　熟地黄三五钱　白芍炒，一钱五分　炙甘草一钱　陈皮酌用或不必用

水煎，温服。寒胜无火者，减白芍，加生姜三五片，或炮姜一二钱，或再加桂枝一二钱；脾滞者，减白术；气虚者，加人参二三钱；腰痛，加杜仲炒一钱；头痛，加川芎一钱；劳倦伤脾阳虚者，加升麻一钱。

补阴益气煎

人参　当归　山药酒炒。各二三钱　熟地黄三五钱　炙甘草　陈皮各一钱　柴胡一二钱　升麻三五分　生姜三五片

水煎，温服。如火浮于上，去升麻；无外邪，去柴胡。

理阴煎

熟地黄三五钱　当归二三钱　炙甘草　干姜炒黄。各一钱

水煎，热服。或加肉桂一钱。若风寒外感，邪不深者，加柴胡一钱五分；若寒凝阴盛者，加麻黄去沫一钱；若外感寒邪，脉细恶寒，或背畏寒者，加细辛一钱，甚者再加附子一钱；腰腹疼痛，加杜仲炒、枸杞；腹胀滞痛，加陈皮、木香。

正柴胡饮

柴胡一二钱　防风　甘草各一钱　陈皮一钱五分　白芍二钱　生姜三五片

水煎，热服。头痛，加川芎一钱；热渴，加葛根一二钱；呕恶，加半夏制一钱五分；湿胜，加苍术制一钱；胸腹微滞，加厚朴一钱；寒盛，加苏叶一钱。

一柴胡饮

柴胡二三钱　黄芩　生地黄　陈皮各一钱五分　白芍二钱　甘草八分

水煎，温服。内热甚者，加连翘去心一钱；外邪甚者，加防风一钱；邪结在胸而痞满者，去生地黄，加枳实麸炒一钱；热渴，加天花粉一钱或葛根一钱；热甚，加知母、石膏。

五积散

当归　麻黄去节　苍术泔制　陈皮各一钱　厚朴姜制　干姜炮　白芍　枳壳麸炒。各八分　半夏炮　白芷各七分　桔梗　炙甘草　茯苓　肉桂　人参各五分　川芎四分

姜三片，葱白三茎，水煎服。

火证发热

产后有火证发热者，但外感之热多在表，而火证之热多在里，此由调摄太过，或时令热甚，或强饮酒，或误服参、术、姜、桂，或过用炭火，或窗牖太密，人气太盛，或气体本实而过于动作。凡属太过，皆能生火，火盛于内，多见潮热内热，

烦渴喜冷，或头痛多汗，便实尿赤，及血热妄行，但无表证。脉见缓滑不紧，而发热者，便是火证，宜清化饮、保阴煎。若元气不虚，或火之甚①而势之急者，宜抽薪饮、徙薪饮。

清化饮

白芍　麦冬去心。各二钱　丹皮　茯苓　黄芩　生地黄各二三钱　石斛一钱

水煎，温服。骨蒸多汗，加地骨皮一钱五分；热甚而渴，或头痛，加石膏一钱；下热便涩，加木通一钱，或加黄柏、栀子；如兼外邪发热，加柴胡一钱。

保阴煎

生地黄　熟地黄　白芍各二钱　山药　川续断　黄芩　黄柏各一钱五分　甘草一钱

水煎，温服。小水多热，或兼怒火动血，加山栀仁炒一钱；夜热身热，加地骨皮一钱五分；肺热多汗，加麦冬去心、枣仁；血热甚者，加黄连一钱；血虚血滞，筋骨肿痛，加当归二钱；肢节筋骨疼痛，或肿者，加秦艽、丹皮各一钱。

抽薪饮

黄芩　石斛　木通　栀子炒　黄柏各一钱　枳壳麸炒　泽泻各一钱五分　甘草三分，细者

水煎，温服。内热甚者，冷服更佳。热在经络肌肤者，加连翘、天花粉以解之。热在血分大小肠者，加槐蕊、黄连以清之。热在阳明头面，或躁烦便实者，加石膏以降之。热在下焦，小水痛涩者，加车前草、龙胆以利之。热在阴分，津液不足者，加麦冬、生地黄、白芍以滋之。热在肠胃实结者，加大黄、芒

① 甚：广益石印本作“盛”。

硝以通之。

徙薪饮

陈皮八分　黄芩二钱　麦冬去心　白芍　黄柏　茯苓　丹皮各一钱五分

水煎，温服。多郁气逆，伤肝胁痛或动血，加栀子、青皮。

阴虚发热

产后有阴虚发热者，必素禀脾肾不足，及产后气血俱虚，故多有之。其热则倏忽往来，时作时止，或昼或夜，进退无常，或精神困倦，怔忡恍惚。但察其外，无表证而脉见弦数，或浮弦豁大，或微细无力，其来也渐。非若他证之暴至者，是即阴虚之候。治当专补真阴，宜小营煎。若阴虚兼火而微热者，宜一阴煎。若阴虚火甚①而大热者，宜加减一阴煎。若阴虚火盛而多汗者，宜当归六黄汤。若阴中阳虚，火不归原者，宜大营煎。若血虚阳不附阴，烦热作渴者，宜人参当归汤。若气血俱虚，发热烦躁，面赤作渴，宜八珍汤。

小营煎

当归　白芍酒炒　山药炒　枸杞各二钱　熟地黄二三钱　炙甘草一钱

水煎，食远温服。营虚而惊恐怔忡，不眠多汗者，加枣仁、茯神各二钱；虚热兼寒者，去白芍，加生姜；气滞有痛者，加香附制一钱。

一阴煎

生地黄　熟地黄　白芍　麦冬去心　丹参各二钱　牛膝一钱五分　甘草一钱

---

① 甚：广益石印本、广益铅印本、章福记石印本作“盛”。

水煎，温服。火盛烦躁，加龟胶二三钱；气虚，加人参二钱；心虚不眠多汗者，加枣仁、当归各一二钱；汗多烦躁，加五味子十粒；如见微火者，加女贞子一二钱；虚火上浮，或吐血衄血，加泽泻一二钱，茜根二钱，或加川续断一钱。

加减一阴煎

生地黄　白芍　麦冬去心。各二钱　熟地黄三五钱　炙甘草五七分　知母　地骨皮各一钱

水煎服。躁烦热甚便结者，加石膏二钱；小便热涩者，加栀子一钱；火浮于上者，加泽泻一二钱，或黄芩一钱；血燥血少者，加当归一二钱。

当归六黄汤

当归　黄芪蜜炙。各二钱　生地黄　熟地黄　黄连　黄芩　黄柏各一钱

水煎服。

大营煎

当归二三钱　熟地黄三五钱　牛膝一钱五分　枸杞　杜仲炒。各二钱　炙甘草　肉桂各一钱

水煎，温服。寒滞在经，气血不能①流通，筋骨疼痛之甚者，必加制附子一钱；带浊腹痛，加破故纸炒一钱；脾虚，加人参、白术蜜炙；中气虚寒呕恶，加干姜炒一钱。

人参当归汤

人参　当归　生地黄　桂心　麦冬去心　白芍各等分　粳米一合　竹叶十片

水煎去米，入药五钱，枣二枚，煎服。

---

① 能：原作“通”，据《景岳全书》卷五十一“大营煎”改。

八珍汤

人参　白术蜜炙　茯苓　炙甘草　熟地黄　当归　白芍　川芎各一钱

上加姜、枣，水煎服。若热甚脉微者，急加附子、肉桂。

气虚发热

大凡元气虚而发热者，皆内真寒而外假热也，但用六君子汤，或补中益气汤加炮姜，温补脾气，诸证自退。若四肢畏冷，急加附子。故新产阴血暴伤，阳无所附而外热，宜四物汤加炮姜，补阴以配阳。若因误服寒凉克伐之剂而外热，此为寒气格阳于外，宜四君子汤加炮姜、肉桂。如不应，急加附子。若或肌肤发热，面目赤色，烦渴引饮，此血脱发燥也，宜当归补血汤。若去血过多而发热者，其证必烦渴短气，头痛眩晕，闷乱内热，是亦阴虚之属也，宜人参当归汤方见上“阴虚发热”条中。

六君子汤

人参　白术蜜炙　茯苓　炙甘草　陈皮　半夏制。各一钱五分

姜、枣为引，水煎服。

补中益气汤

人参　黄芪蜜炙　白术蜜炙　甘草各一钱五分。炙　当归一钱　陈皮五分　升麻　柴胡各三分

上加姜、枣，水煎服。

四物汤

熟地黄　当归各三钱　川芎一钱　白芍二钱

水煎服。

四君子汤

人参　白术蜜炙　茯苓各二钱　炙甘草一钱

姜、枣为引，水煎服。

当归补血汤

黄芪蜜炙，一两　当归三钱

水一盅半，煎八分，食远服。

乍寒乍热

产后乍寒乍热，总由气血虚损，阴阳不和而然。若阳胜则乍热，阴胜则乍寒。若阴胜而寒多者，宜增损四物汤、理阴煎方见前“外感发热”条中。若阳胜而热多者，宜四物汤方见上“气虚发热”条中、三阴煎。若阳气陷入阴中，而乍寒乍热者，宜补中益气汤方见上“气虚发热”条中、补阴益气煎方见前“外感发热”条中。若阴阳俱虚而寒热者，宜八珍汤方见前“阴虚发热”条中、十全大补汤。若败血不散，流入阴中而作寒热者，宜决津煎、殿胞煎。

增损四物汤

人参　当归　白芍炒　川芎　干姜炒。各二钱五分　炙甘草一钱

水煎服。

三阴煎

当归二三钱　熟地黄三五钱　炙甘草一钱　白芍酒炒　枣仁各二钱　人参随宜

水煎服。呕恶，加生姜三五片；汗多烦躁，加五味子十四粒；汗多气虚，加黄芪蜜炙一二钱；小腹隐痛，加枸杞二钱；胀闷，加陈皮一钱；腰膝筋骨无力，加杜仲炒、牛膝。

十全大补汤

人参　白术蜜炙　黄芪蜜炙　茯苓　熟地黄　当归　白芍炒　川芎各一钱　炙甘草　肉桂各五分

姜、枣为引，水煎服。

决津煎

当归三五钱 泽泻一钱五分 牛膝二钱 肉桂一钱 熟地黄二三钱 乌药一钱

水煎服。呕恶，加干姜炮一钱；阴滞不行，加附子制；气滞痛胀，加香附制一二钱；血滞，加红花酒炒一钱；小腹不暖而痛极者，加吴茱萸五六①分；大便结涩，加肉苁蓉一钱。

殿胞煎

当归五七钱 川芎 炙甘草 茯苓各一钱 肉桂五七分或一钱

水煎服。脉细而寒或呕恶，加干姜炒一钱；血热多火，去肉桂，加白芍酒炒一钱；脉弱阴虚，加熟地黄三五钱；气滞，加香附制一钱；腰痛，加杜仲炒一钱。

太阳感风

产后太阳感风，大喘、大吐、大呕，不治证也。喘则元阳将绝，况大喘乎！吐则胃气将亡，况大吐乎！呕则脾气将脱，况大呕乎！治宜转气救产汤大剂与之。喘吐止当有生机，否则仍死。若太阳证，口吐脓血，头痛必破，心烦不止，腹痛如死，或作结胸，小见证便难救，若齐见必死。宜佛手散多加人参，佐以肉桂、荆芥即愈。

转气救产汤

人参 麦冬去心 白术蜜炙 当归 川芎 荆芥 桂枝

水煎服。

佛手散

当归五②钱 川芎三钱

① 六：广益石印本作“七”。
② 五：章福记石印本、广益铅印本作“三”。

水煎服。

少阳感风

产后少阳感风，谵语烦躁，更加惊悸者死。盖少阳胆也，胆无汁不能润心，心无血不能为养，是以心中恍惚，而谵烦语躁、惊悸相因而生也。夫胆受邪，不发表则血无以生，然徒发表则血更耗散，宜佛手散方见上“太阳感风”条中加人参、枣仁、麦冬、竹茹、朱砂、熟地黄治之。

阳明感风

产后阳明感风而大喘、大汗亦不治，宜补虚降火汤。若阳明证发狂，亡阳不救也。狂证多实热，产后则虚热。实热可泻，虚热不可泻。然正唯兼亡阳，虽实热仍属气虚，宜收阳汤，一剂汗止，二剂狂定，不得服三剂。盖此只可救亡阳急证，不可据以①治产后。二剂后，即单用人参、麦冬、当归、川芎、五味子，调理自安。

补虚降火汤

人参　麦冬去心　元参　桑叶　苏子各一钱

水煎服。

收阳汤

人参　桑叶　麦冬去心　元参　青蒿各一钱

水煎服。

厥阴感风

产后厥阴，感邪呕吐，两胁胀满者，必便血不治，宜平肝救血汤。若厥阴证，下利厥逆，躁不得卧，或厥不止，俱是死

① 以：广益铅印本作“此”。

证，宜参归汤。

平肝救血汤

当归　麦冬去心。各一两　川芎五钱　三七研，一钱

水煎服。

参归汤

人参　当归　荆芥各一钱

水煎服。

少阴感风

产后忽感少阴证，仲景法用参、术温之，倘不应，宜加附子制、甘草以治之。凡感少阴之邪者，用之神效。若少阴证，三四日至六七日，忽然手足蜷卧，息高气喘，恶心腹痛者，不救。此少阴感寒邪，而在内之真阳逼越于上焦，上假热而下真寒也，宜平喘祛寒散。若半月后将至满月，忽患前证，宜护产汤。若少阴证，肾水上泛，呕吐下利，真阳飞越，亦死证也。以产后肾火衰微，为寒所祛，水亦随寒而趋也，宜补火引水汤。若产后手足青，遍身黑者不救，此阴寒最重，而毒气之最酷者，原无回生之法，姑以开青散黑汤，大剂与之。如青黑退，庶有生机，否则仍死。若但足纯青，心下痛，虽较上证少轻，而寒毒之攻心则亦不治也。以开青散黑汤，投之亦效。盖此证由下而上，一散其下寒而上寒即解，所以易于奏功。

平喘祛寒散

人参　麦冬去心　肉桂　白术蜜炙　吴茱萸炮

水煎，微冷顿服。

护产汤

人参　茯苓　附子制　白术蜜炙　当归　熟地黄　山茱萸　麦冬去心　牛膝

水煎服。

补火引水汤

人参　白术蜜炙　熟地黄　山茱萸　茯苓　附子制　肉桂　车前子

水煎服。

开青散黑汤

人参　白术蜜炙　当归　附子制　肉桂

水煎服。

风寒发厥

产后四五日，忽感风寒发厥，乃阳气既虚而阴血又耗，复感寒邪以成之者也，宜转厥安产汤。

转厥安产汤

人参　附子制

水煎服。

产后中风

产后五七日内，强力下床，伤动血气，致使风邪乘虚入之。或伤于房室，或怀忧怒，扰荡冲和，或因食生硬，伤动脏腑。得病之初眼涩口噤，肌肉挛搐，渐至腰脊，筋急强直者不可治。此乃人自不谨所致，非偶尔中风所得也，宜用荆芥穗三钱为末，或酒或童便，擀①开灌之神效。

虚极生风

产后生风，因去血过多，气无所主，以致唇青厥冷，汗出，目眩神昏，命在须臾，此虚极生风也，急服济危丹。若误投风

① 擀（gǎn 赶）：《集韵》："擀，以手伸物也。"此处引申为"撬"。

药，则不救。

济危丹

乳香去油，研　五灵脂研　硫黄研　元精石研　阿胶蛤粉炒珠　卷柏生用　桑寄生　陈皮去白。各等分

先将前四味末，和入金石器内，微炒勿令焦，再研极细。再入余药末，和匀，生地黄汁为丸，每服二十丸。

咳　嗽

产后咳嗽，有因恶露上攻，肺经受邪者，宜二母散，以破其瘀。有感风咳嗽，恶寒发热者，宜参苏饮，以散其寒。有阴虚火盛，上烁肺金者，宜麦味地黄汤，以滋其化源。

二母散

知母　贝母去心　人参　茯苓各一钱　桃仁　杏仁各四十九粒，各去皮尖捣

水煎服。

参苏饮

人参　苏叶　半夏制　葛根　前胡　桔梗　枳壳麸炒　陈皮　茯苓　甘草　木香

上加姜、枣，水煎服。

麦味地黄汤

熟地黄　山药　山萸肉　丹皮　茯苓　泽泻　麦冬去心　五味子上各等分

水煎服。

喘　促

产后喘促，有肺无寒邪而但见喘促者，此以血去阴虚，孤阳无主，故气穷短促。乃肝肾亏损，元海无根，虚脱之兆，最

为危候，宜贞元饮。若气虚兼寒者，宜大补元煎。有风寒外感，邪气入肺而喘促者，此必气粗胸胀，或多咳嗽，治宜疏散兼补，宜六君子汤。若寒邪入肺，气实气壅而本无虚者，宜六安煎。

贞元饮

熟地黄七八钱　炙甘草一二钱　当归二三钱

水煎，温服。若兼呕恶或恶寒，加煨姜三五片；气虚脉微至极者，加人参一二钱；肝肾阴虚，手足厥冷，加肉桂一钱。

大补元煎

人参一二钱　山药炒，二钱　熟地黄二三钱　杜仲炒，二钱　当归二三钱　山萸肉一钱　枸杞二三钱　炙甘草一二钱

水煎，温服。如元阳不足多寒者，加肉桂、附子、炮姜之类；气分偏虚者，加黄芪、白术俱蜜水炙；血滞者，加川芎，去山萸肉不用；滑泄者，加五味子、破故纸之类。

六君子汤

人参　白术蜜炙　茯苓　炙甘草　半夏制　陈皮各一钱五分

枣二枚，姜三片，水煎服。

六安煎

陈皮一钱五分　半夏制　茯苓各二钱　杏仁去皮尖　甘草各一钱　白芥子五分　生姜三五片

水煎，食远服。若阴寒盛而嗽不愈者，加细辛五分；冬月严寒邪甚者，加麻黄、桂枝；若风胜而邪不甚者，加防风一钱，或加苏叶一钱；若寒邪咳嗽，痰不利者，加当归二钱；若气血不足者，加当归二钱、熟地黄三钱。

蓐　　劳

产后证，最重而难治者，莫如蓐劳。蓐劳之因有二：一由内伤，由产理不顺，调养失宜，或忧劳思虑，伤其脏腑，荣卫

不宣，令人寒热如疟，头痛自汗，痰咳气逆，虚羸喘乏，体倦肢怠，宜补虚汤。一由外感，未满日月，气血虚耗，风冷乘之，与气血相搏，不能温于肌肤，令人发热憔悴，饮食不消，肢体烦痛。若风冷之邪，感入于肺，肺受微寒，咳嗽口干，头晕体痛，荣卫受风，流注脏腑，发眩盗汗，寒热如疟，背膊烦痛，肢体沉重，宜茯苓散、加味佛手散。若初产后蓐劳困倦，宜猪肾汤。若虚汗不止，宜母鸡汤。若兼脏寒，宜羊肉汤。若气血俱虚，宜十全大补汤。若兼外邪发热，宜补阴益气煎。若兼外邪发热而中寒，背恶寒者，宜理阴煎加减治之。若兼阳虚内寒，宜五君子煎。若阳盛阴虚，兼内热者，宜五福饮加白芍、黄芩、地骨皮之类，随宜用之。

补虚汤

人参　黄芪蜜炙。各一钱半　肉桂　炙甘草各五分　川芎　当归　白芍　白术蜜炙。各一钱

上加姜三片，枣二枚，水煎服。热轻，加茯苓二钱；热重，加黄芩酒炒一钱；热甚，加干姜炒黑一钱，引入肝经去血。

茯苓散

茯苓一两　当归　川芎　熟地黄　白芍　黄芪蜜炙　人参　肉桂各五分

上为末，先用猪腰一对，姜三片，枣二枚，水三盏。煎二盏，去渣，入药末五钱，煎一盏服。

加味佛手散

当归　川芎　黄芪蜜炙。各一两　柴胡　前胡各一钱五分

上为末，每服五钱。加桃枝、柳枝各三寸，乌梅一个，姜三片，枣一枚，水煎服。如有痰，除去乌梅。

猪肾汤

当归　白芍酒炒。各一两

水三碗，煎至二碗，去渣。将猪腰切如骰子块，同晚米一合，香豉一钱，加葱、椒、盐煮稀粥，空心服。日二次，神效，或加人参更妙。

母鸡汤

人参　黄芪　白术蜜炙　茯苓　麻黄根　牡蛎煅。各三钱　母鸡一只，去毛杂

水六七碗，同药煮至三碗，任意服之。

羊肉汤

精羊肉四两　当归　川芎各五钱　生姜一两

上以水十盏，煎至四盏，分四次，空心服。

十全大补汤

人参　白术蜜炙　黄芪蜜炙　茯苓　熟地黄　当归　川芎　白芍各一钱　炙甘草　肉桂各五分

姜三片，枣二枚，水煎服。

补阴益气煎

人参一二钱　当归一二钱　山药酒炒，二三钱　熟地黄三五钱　陈皮一钱　炙甘草一钱　升麻三五分　柴胡一二钱　姜三五片

水煎，食远温服。如火浮于上，去升麻；如无外邪，去柴胡。

理阴煎

熟地黄三五钱　当归二三钱　炙甘草一二钱　干姜炒黄，一二钱

或加肉桂一钱，水煎，温服。风寒外感，邪未入深，加柴胡一钱五分；若中寒背畏冷，加细辛一钱，甚者再加附子一钱。

五君子煎

人参　白术蜜炙　茯苓各二钱　炙甘草　干姜炒黄，一钱

水一盅半，煎服。

五福饮

人参一二钱　熟地黄二三钱　当归二三钱　白术蜜炙，一钱　炙甘草一钱

水煎，食远服。或加生姜三五片。

产后发痉

产后发痉，阴血大亏也。其证则腰背反张，戴眼直视，或四肢强劲，身体抽搐。在伤寒，虽有刚痉、柔痉之辨，总之无非血枯、血燥之病，而实唯足太阳与少阴主之。盖膀胱与肾为表里，肾主精血，而太阳之脉络于头目顶背，是以病痉。若其发痉之由，则凡如伤寒，误为大汗以亡液，大下以亡阴，或溃疡脓血，大泄之后，乃有此证。故产后亦唯去血过多，或大汗大泻而然。其为元气虚极，血液枯败也。可知治宜察其阴阳，大补气血，宜大补元煎，或十全大补汤方见上“恶露不止”条中。若认为风痰，而用发散消导等剂，必死无疑矣。

大补元煎

人参一二钱　山药炒，二钱　熟地黄二三钱　杜仲炒，一钱　当归　枸杞各二三钱　山茱萸　炙甘草各一钱

水煎，食前温服。元阳不足而多寒者，加附子、肉桂、炮姜之类；气分偏虚者，加黄芪、白术胃口多滞者，不必用；血滞者，去山茱萸，加川芎一钱；滑泄者，去当归，加五味子、破故纸之类。

郁　冒

新产血虚多汗，喜中风，故病痉；亡血复汗寒多，故令郁冒；亡津液，胃燥，故大便难。三者虽不同而实相因。如新产胃虚不食，往往昏冒而神不清，或厥，是郁冒也，宜白薇汤。

郁冒则多汗，必致病痉，宜钩藤汤。且多汗，必液少而大便秘，至五七日、七八日之久，宜养荣血，肠自润矣，宜苏麻粥。

白薇汤

白薇　当归各三钱　人参一钱五分　甘草七分

水煎服。

钩藤汤

钩藤钩　茯神　当归　人参各一钱　桔梗一钱五分　桑寄生五分

水煎服。烦热，加石膏。

苏麻粥

苏子　麻子各等分，去壳

同捣烂，和水滤取汁，入粳米末少许，同煮作粥。

血　晕

产后血晕，由气血暴虚，血随气上，迷乱心神，故眼前生花，甚者闷绝口噤，神昏气冷，宜清魂散，或立应汤。若产儿下地时，用荆芥穗炒焦为末，每服五分，童便调服，可预防血晕之患。又用韭菜切细盛瓶中，以热醋沃之，向产妇面熏之。若下血多而晕，但昏闷烦乱而已，当补血，宜芎归汤。若下血少而晕，乃恶露上抢于心，心下急满，神昏口噤，不省人事，当破血行血，宜夺命散。

清魂散

荆芥穗五钱　川芎二钱五分　人参　泽兰叶各一钱半　甘草一钱

为末，温酒、热汤各半盅，调服二钱。

立应汤

熟地黄　当归各三钱　白芍二钱　五灵脂半生半炒　川芎各一钱

水煎服。

芎归汤

当归　川芎各五钱

水煎，连服数剂，或加人参一钱更妙。

夺命散

没药　血竭各等分

为末，每服二钱，童便、好酒各半盅，煎数沸调服。

血　脱

产后下血过多，每致血脱，宜增损四物汤。

增损四物汤

当归三钱　川芎　白芍酒炒　人参各一钱　炮姜三分　炙甘草五分

水煎，入童便半盅，温服。

虚　汗

产后阴虚有热，又遇风邪，虚汗不止，宜黄芪汤。若阴虚盗汗，宜浮麦散。

黄芪汤

黄芪蜜炙　熟地黄　麦冬去心。各二钱　白术蜜炙　茯苓各一钱五分　牡蛎粉一钱　防风七分　枣二枚

水煎服。

浮麦散

人参二钱　当归三钱　熟地黄一钱五分　麻黄根五分　黄连酒炒，五分　浮小麦一撮

水盅半，煎七分服。

头　痛

产后头痛多由血虚，其证朝轻夜重，时作时止。虽太阳颠

顶亦痛，唯眉棱骨不痛，不可作外感治，宜芎归汤加荆芥穗二钱，或玉露散。若风寒头痛，则无时间断，并眉棱骨亦痛，虽属风寒，宜四物汤加柴胡一钱。若手足搐搦，咬牙头痛而昏晕者，尤宜急治，先服加减四物汤，后服秦艽汤。若头痛作呕不食，乃血虚火炎上也，宜用麦冬去心、橘红煎汤服。如呕止而头仍痛，宜加天冬去心。

芎归汤

当归　川芎各五钱

水煎服。

玉露散

桔梗　川芎　白芷各二钱　赤芍①一钱五分　人参　赤茯苓　甘草各一钱　当归五分

水煎服。

四物汤

熟地黄　当归各三钱　白芍二钱　川芎一钱

水煎服。

加减四物汤

川芎　当归　羌活　防风　香附炒　白芷　甘草各一钱　苍术制　细辛各七分

水煎，热服。有汗，气虚头痛也，加白芍二钱，肉桂一钱五分，生姜三片；痰癖头痛，加半夏制三钱，茯苓一钱，生姜三片；热厥头痛，加白芷三钱，石膏二钱，知母一钱；寒厥头痛，加天麻三钱，附子一钱五分，生姜三片。

秦艽汤

秦艽　石膏各一钱　炙甘草　川芎　当归　白芍　羌活　独

① 芍：原作“芎”，据广益铅印本改。

活　防风　黄芩　白术蜜炙　熟地黄　茯苓各五分　生地黄六分　白芷七分　细辛三分

水煎服。冬加生姜三片，春夏加知母。

胁　痛

产后胁痛，此恶血为患也，宜四物汤倍川芎、当归，加鬼箭羽、红花、延胡索各一钱。若左胁痛，宜养血佐肝丸。若右胁痛，宜推气养血丸。

四物汤

熟地黄　当归各三钱　白芍二钱　川芎一钱

水煎服。

养血佐肝丸

香附醋制，二两　当归　川芎　白芍酒炒　陈皮　半夏酒炒　白术蜜炙　青皮酒炒　神曲炒　萝卜子炒　牡丹皮　红花　茯苓各一两　柴胡酒炒　桃仁去皮尖。各八钱　草龙胆酒洗，六钱　三棱　蓬术俱醋炒，各五钱

为末，酒丸，白汤下百丸。

推气养血丸

香附童便制，二两　当归　川芎　白芍酒炒　白术蜜炙　青皮酒炒　陈皮　枳实　乌药各一两①　厚朴姜汁炒，一两②　神曲　干姜炒黑　白芥子炒。各一两　三棱　蓬术俱醋炒，各八钱　麦芽炒　肉桂各六钱　木香三钱

为末，醋丸，米饮下百丸。

---

①　各一两：此三字原脱，据广益铅印本补。

②　一两：此二字原脱，据广益铅印本补。

心 腹 痛

产后阳气虚弱，而寒从中生，或寒由外入，以致心腹作痛，呕吐不食，四肢厥冷，宜大岩蜜汤或九蜜煎。若恶露不尽，心腹撮痛，宜乌金散。

大岩蜜汤

生地黄　当归　白芍炒　干姜炒　吴茱萸炒　桂心　独活　小草即远志叶　甘草各一钱。炒　细辛五分

水煎服。

九蜜煎

当归　熟地黄各三钱　白芍酒炒焦　茯苓各一钱五分　炙甘草　干姜炒　肉桂　细辛各一钱　吴茱萸制，五分

水煎服。

乌金散

蒲黄　赤芍　干姜　肉桂　当归　熟地黄　甘草各一钱　黑豆炒，四钱

上为末，每服二钱，童便、温酒调下。

脐 腹 痛

产当寒月，以致寒气入腹，脐下胀痛，手不可近者，宜羊肉汤。若气实寒甚者，宜蟠葱散。

羊肉汤

精羊肉四两　当归　川芎各五钱　生姜一两

上加葱白三茎，水十盅，煎至四盅，空心每服一盅。

蟠葱散

苍术米泔浸　炙甘草各八钱　三棱煨　蓬术煨　茯苓　青皮各六钱　砂仁　槟榔各四钱　延胡索三钱　干姜炒　肉桂各二钱

上为末，每服五钱，葱白一茎，煎汤调服。

心　痛

产后七情相干①，血与气并而心疼，宜延胡索汤。若败血凝聚，气上冲心，宜当归失笑散。

延胡索汤

延胡索　当归　白芍　厚朴　川楝子　蓬术　三棱　木香　槟榔各一钱　桔梗一钱二分　黄芩八分　甘草七分

水煎服。

当归失笑散

当归五钱　五灵脂炒，令烟尽　蒲黄炒。各一钱

水煎热服。

遍身痛

产后遍身疼痛，因气血走动，升降失常，留滞于肢节间，筋脉引急，或手足拘挛，不能屈伸，故遍身肢节走痛，宜趁痛散。若瘀血不尽，流于遍身，则肢节作痛，宜如神汤。

趁痛散

当归　白术蜜炙　牛膝　黄芪　生姜　肉桂　薤白　独活　桑寄生各一钱

水煎服。

如神汤

当归　延胡索　桂心各等分

水煎服。

腹　痛

产后恶露不尽，留滞作痛者，亦常有之。然此与虚痛者不

① 干：广益铅印本作“感”。

同，必其由渐而甚，或大小便不行，或小腹硬实作胀，痛极不可近手，或自下上冲心腹，或痛极牙关紧急。有此实证，当速去其血。近上者，宜失笑散；近下者，宜通瘀煎。如或未效，宜决津煎。若母体本虚而血少者，即于产时亦无多血，此非血滞。若有疼痛，宜殿胞煎、四神散、五物煎。

失笑散

五灵脂净者，一两　蒲黄俱炒，五钱

为末，每服二钱，酒煎热服。

通瘀煎

归尾三钱　山楂　红花新者炒黄用　香附童便制。各二钱　乌药一钱　青皮　泽泻各一钱五分　木香七分

水煎，入酒半盅服。若兼寒滞，加肉桂一钱。

决津煎

当归三钱　熟地黄二三钱　肉桂　乌药各一钱　牛膝二钱　泽泻一钱五分

水煎服。呕恶①，加炮姜一钱；气滞胀痛，加香附一钱；血滞血涩，加酒炒红花一钱；小腹冷痛，加吴茱萸七分；大便秘结，加肉苁蓉一钱。

殿胞煎

当归五钱　川芎　炙甘草　茯苓各一钱　肉桂一钱或五七分

水煎服。兼寒而呕，加干姜炒黄一钱；血热多火，去肉桂，加白芍酒炒一钱；脉弱阴虚，加熟地黄三钱；气②滞，加香附一钱；腰痛，加杜仲炒一钱。

---

① 呕恶：原作“恶呕”，据广益石印本、广益铅印本乙正。

② 气：此字原脱，据《景岳全书》卷五十一“殿胞煎”补。

四神散

当归二钱　川芎　白芍炒。各一钱　炮姜五分

水煎服。

五物煎

当归　熟地黄各三钱　白芍酒炒，二钱　川芎一钱　肉桂一钱

水煎服。胃寒呕恶，加干姜炮一钱。

腰　痛

产后劳伤，肾气感风，腰痛不可转侧，宜养荣壮肾汤。若日久气虚，肾弱腰痛，宜归肾丸。

养荣壮肾汤

当归二钱　川芎　独活　桂心　杜仲炒　续断各八分　防风四分　桑寄生八分

生姜三片，水煎服。若肾虚，加熟地黄三钱。

归肾丸

熟地黄八两　山药　山萸肉　茯苓　杜仲炒　菟丝子制　枸杞各四两　当归三两

上为末，蜜丸，每服百丸，白汤下。

腿　痛

产后腿痛，不能立久，而不进饮食，此脾阴不足之候。脾主四肢，故病下体也，宜石斛牛膝汤。甚则连腰脐、腿胯俱痛，则又兼肾气之不足矣，宜补骨四物汤。

石斛牛膝汤

石斛　牛膝　木瓜　白芍　酸枣仁　生地黄　枸杞子　茯苓　黄柏　甘草　车前子各一钱

水煎①服。

补骨四物汤

熟地黄　当归各三钱　白芍酒炒　川芎　川乌　茜草　菖蒲各一钱

水煎服。

四肢麻痹

产后四肢麻痹，皮肤瘙痒不仁者，皆血虚风袭之也，宜逐邪四物汤。

逐邪四物汤

熟地黄　当归各三钱　白芍二钱　川芎　白附子　羌活　独活　薄荷　白芷各一钱

水煎，温服。

脚　气

产后脚气，热闷气上冲，若因平日感六淫之气，今又因产后，血气不足，遂袭于足经，因乘虚而发也，宜独活寄生汤、羌活续断汤。

独活寄生汤

独活　当归　白芍　桑寄生各七分　熟地黄　川芎　人参　茯苓　牛膝　杜仲炒　秦艽　细辛　防风　肉桂各五分　甘草三分

羌活续断汤

羌活　防风　白芷　细辛　杜仲炒　牛膝　秦艽　续断　熟地黄　当归　人参　白芍　赤茯苓　桂心　川芎各五分

姜三片，水煎，空心服。

---

① 煎：原作“俱”，据广益石印本、广益铅印本、章福记石印本改。

失音不语

产后失音不语，因败血上干心肺，心肺二窍为血所侵，又感风寒，故舌强不语，宜逐血补心汤。亦或痰气壅滞，目闭不语，宜用生白矾一钱研末，热水调下探吐之。亦或恶血攻心，欲死不语，宜用郁金三钱，烧存性，醋调服之。若身体素虚，临产劳伤，以致气血扰乱，上壅心窍，而不能通津于舌，则舌强而不语，宜芎归汤加石菖蒲。

逐血补心汤

当归一钱五分　生地黄　桔梗　紫苏叶　前胡　茯苓　防风　黄连　胆星　红花　葛根各一钱　人参　薄荷　升麻各七分　半夏姜制，一钱二分　甘草五分

姜三片，水煎服。

芎归汤

当归　川芎各五钱

水煎服。

狂言谵语

产后乍见鬼神，由血虚之极，败血攻冲，邪淫于心。胡言乱语，如见鬼神，非风邪也，宜妙香散、调经汤。若产后五六日，狂乱胡言，持刀欲杀人，乃阴血暴崩，肝火虚炎也，宜泽兰汤。

妙香散

山药姜汁炒　茯苓　茯神　黄芪　远志制。各一两　人参　甘草　桔梗各五钱　朱砂水飞，三钱　木香二钱五分　麝香一钱，另研

上为末，每服二钱，酒调服。

调经汤

生地黄　当归各等分

水煎服。

泽兰汤

龙齿煅　茯神　生地黄　当归　牛膝　远志肉　酸枣仁　泽兰叶各一钱

水煎服。

惊　悸

产后惊悸，闻声欲死，非他人用力抱持，则虚烦欲死，由心肝脾三经虚也，宜石斛散。若心气大虚，言语颠倒，宜芎归汤送补心丸，得卧即安。

石斛散

人参　酸枣仁　茯神　远志肉　白芍　石斛　麦冬去心　炙甘草　五味子各等分

为末，每服二三钱，桂圆汤下。

芎归汤

当归　川芎各五钱

水煎服。

补心丸

当归身　生地黄　熟地黄　茯神各一两　人参　麦冬各一两五钱　枣仁　柏子仁各八分　炙甘草四钱　五味子　莲子各一两二钱

上为末，蜜丸梧子大，每服百余丸，芎归汤下。

怔　忡

产后怔忡惊悸，心血虚耗也，必睡不安，宜养心汤、益荣汤。心血虚耗亦然，宜茯苓汤。

养心汤

当归身　生地黄　熟地黄　茯神各一钱　人参一钱五分　麦

冬去心，一钱五分　酸枣仁　柏子仁各八分　五味子十四粒　炙甘草四分

加灯心、莲子，水煎服。

益荣汤

紫石英煅，研　当归　黄芪　酸枣仁　远志肉　茯神　木香　人参　白芍　柏子仁　甘草各等分

水煎服。

茯苓汤

人参　甘草　山药　当归各一钱五分　茯苓　桂心　麦冬去心　远志肉各一钱　大枣二枚　生姜三片

水煎服。

呕　吐

产后腹痛呕逆，由恶露下少，败血乘虚，败入于脾而为胀满，胃受之则呕吐也，宜抵圣汤。若腹胀呕吐，为胃不和，宜桔梗半夏汤。若干呕不止，不思饮食，为胃弱不和，宜和胃汤。若脾气虚寒为呕吐，为食少而兼腹痛者，宜五君子煎。

抵圣汤

赤芍　半夏制　泽兰叶　陈皮　人参各一钱五分　甘草五分

姜七片，水煎服。

桔梗半夏汤

桔梗　陈皮各二钱　半夏八分，制　姜三片

水煎服。

和胃汤

丁香　半夏制　枳实　白蔻仁　麦芽　川芎　当归　白芍　干地黄各一钱　姜三片　枣两枚

水煎服。

五君子煎

人参　白术蜜炙　茯苓各二钱　炙甘草一钱　干姜炒黄，一二钱

水煎服。

消　渴

产后虚渴，必口干少气，足弱，头昏目晕，宜熟地黄汤。若大消渴，饮水不止，由于液枯火燥之极，宜止渴四物汤。

熟地黄汤

人参四钱　天花粉六钱　炙甘草一钱　麦冬去心，二钱　熟地黄五钱　姜二片　枣二枚

水煎服。

止渴四物汤

熟地黄　当归各二钱　白芍　川芎　知母　黄柏　茯苓　黄芪各一钱

水煎服。

霍　乱

产后霍乱，或渴而饮水，宜五苓散。或寒多不渴，宜人参理中汤。或吐利厥冷，宜附子理中汤。或腹痛甚而手足寒，宜高良姜散。或转筋，宜木瓜散①。不止，用辣蓼煎汤洗之。

五苓散

白术蜜炙　猪苓　茯苓各七分　肉桂五分　泽泻一钱二②分

水煎服。

人参理中汤

人参　白术蜜炙　干姜炒黄。各三钱　炙甘草一钱五分

---

① 散：此字原脱，据广益铅印本补。

② 二：章福记石印本、广益铅印本作“一”。

水煎，温服。

附子理中汤

人参　白术蜜炙　干姜炒黄。各三钱　炙甘草一钱五分　附子制熟，一钱

水煎服。

高良姜散

高良姜　当归　草蔻仁各等分

水煎服。

木瓜散

木瓜一钱五分　吴茱萸泡　茴香各一钱　苏叶五分　甘草三分

水煎服。

泄　泻

产后泄泻，有夹寒腹痛肠鸣，小水清白，口不渴者，宜君苓汤加肉果、肉桂、白芍。有热泻肠垢，口渴，痛一阵下一阵者，宜君苓汤加黄连、木通、六一散。有湿胜水泄者，宜胃苓汤。有肾气虚寒，泻痢腹痛者，宜胃关煎。

君苓汤

人参　白术蜜炙　茯苓　甘草　泽泻　猪苓各一钱

水煎服。

六一散

滑石六钱　甘草一钱

研末，新汲水调下二三钱。

胃苓汤

陈皮　厚朴　甘草　苍术米泔浸　白术蜜炙　茯苓　泽泻　猪苓　肉桂各一钱

姜五片，枣二枚，水煎服。

胃关煎

熟地黄三钱　山药姜汁炒　白扁豆炒。各二钱　炙甘草　干姜炒焦　白术蜜炙。各一二钱　吴茱萸泡，五分

水煎，温服。

泻　痢

产后泻痢，恶露不行，此瘀血渗入大肠，泻下青黑色，宜的奇散。若腹痛泻痢，宜当归芍药散。若月内泻痢，宜鸭子煎。若里急后重，宜香连散加消导药。若痢久不止，宜四君子汤加收敛药。

的奇散

荆芥穗盏内慢火烧存性，不得犯油火　麝香少许

研末，沸汤下一钱。

当归芍药散

白芍二钱五分　川芎　泽泻各一钱五分　当归　赤茯苓　白术蜜炙。各七分半

水煎服。

鸭子煎

生姜十两，捣汁　鸭子一个　蒲黄三钱

上取鸭子打破，入姜汁内搅匀，同煎至八分。入蒲黄再煎六七沸，空心温服。

香连散

木香　黄连各等分

研末服。

四君子汤

人参　白术蜜炙　茯苓各二钱　炙甘草一钱

姜三片，枣二枚，水煎服。

淋　　沥

产后诸淋，宜茅根汤。若败血不止，淋沥不断，宜乌金散。若淋久不止，四肢沉困无力，宜牡蛎散。若小便闭而淋沥，小腹膨胀，宜祐元汤。

茅根汤

白茅根四两　茯苓二两　瞿麦　葵子　人参各一两　蒲黄　滑石　桃仁去皮尖，捣膏　甘草各五钱　紫贝五个　石首鱼头中石十六个

上为末，每服二钱，灯心煎汤调服。

乌金散

当归　百草霜　干面一两　天麻　木香各二钱五分　陈墨煅，二钱

为末，白汤调下二三钱。

牡蛎散

牡蛎煅，研　龙骨煅。各二钱　川芎　生地黄　茯苓　当归　人参　艾叶　地榆各一钱　炙甘草五分

水煎服。

祐元汤

甘草　滑石　瞿麦　车前子　木通　川芎　当归　白芍　生地黄各一钱

水煎服。

浮　　肿

产后浮肿，有败血停积，以致营卫阻滞，运行失度，面目四肢浮肿者，宜芎归汤加血余炭、荆芥、牛膝、瞿麦。血行则肿自消，有气血大虚，肢体肿浮者，不可利水，宜八珍汤。若水气浮肿，必发嗽，小便必数，治当利水，宜宣气汤。

芎归汤

当归　川芎各五钱

水煎服。

八珍汤

人参　白术蜜炙　当归　熟地黄　川芎　茯苓　白芍　炙甘草各一钱

姜三片，枣二枚，水煎服。

宣气汤

白术蜜炙　郁李仁　葶苈子　桑白皮　炙甘草　赤茯苓　陈皮　川芎　当归　白芍　生地黄

水煎服。

小便不利

产后小便不利，由火盛也，宜木通散，即木通、滑石、葵子、槟榔、枳壳、甘草各五分，水煎服。

小便尿血

产后小便尿血，由血虚有热也，宜用牛膝二钱，浓煎服。

大便闭结

产后大便闭结，由失血亡阴，津液不足，而热宜行也，宜济川煎。若去血过多，宜十全大补汤。血虚火燥，宜加味四物汤。气血俱虚，宜八珍汤。若数日不通，饮食如常，腹中如故，宜八珍汤加桃仁、杏仁以治之。

济川煎

当归三钱　牛膝二钱　肉苁蓉酒洗，二钱　泽泻一钱五分　升麻五分　枳壳一钱，虚者去之

水煎，食前服。气虚，加人参；肾虚，加熟地黄；有热有

火，加黄芩。

十全大补汤

人参　熟地黄　当归　川芎　白芍　茯苓　黄芪蜜炙　白术蜜炙。各一钱　炙甘草　肉桂各五分

姜三片，枣二枚，水煎服。

加味四物汤

熟地黄　当归各三钱　川芎一钱　白芍二钱　山栀仁炒　柴胡　丹皮各一钱

水煎服。

八珍汤

人参　白术蜜炙　茯苓　炙甘草　熟地黄　当归　白芍　川芎各一钱

姜三片，枣两枚，水煎服。

大便下血

产后大便下血，由血虚肠热也，宜四物汤方见上“大便闭结”条中加黄芩①一钱，水煎服。若血崩不止是谓重伤，宜补气养血汤。

补气养血汤

人参　黄芪蜜炙　当归　白术蜜炙　白芍酒炒　艾叶　阿胶　川芎　青皮　香附炒　砂仁　炙甘草各一钱

水煎服。

①　芩：章福记石印本、广益铅印本作“芪”。

卷四

求　嗣

求嗣总论

生人之道，始于求嗣，而求嗣之法，不越乎男养精、女养血两大关键。盖阳精溢泻而不竭，阴血时下而无愆，阴阳交畅，精血合凝，胎结而生育滋矣。若阳虚不能下施于阴，阴亏不能上承夫阳，阴阳牴牾，精血乖离，是以无子。主治之法，男当益其精，而节其欲，使阳道之常健，女当养其血，而平其气，使月事以时下，交相培养，有子之道也。世人不察方，且推生克于五行，蕲[①]补养于药饵，以伪胜真，以人夺天，虽孕而不育，育而不寿者多矣。

求嗣脉诀

求嗣之脉，专责于尺。右尺偏旺，火动好色；左尺偏旺，阴虚非福。唯沉滑匀，易为生息。微涩精清，兼迟冷极。若见微濡，入房无力。女不好生，亦尺脉涩。

相女有法

求嗣者，必先择女，犹种植者，必先择地。盖砂砾之场，难期稻黍；而薄福之妇，安望熊罴[②]？故为后嗣计，不可不选择也。大都妇人之质，贵静而贱动，贵重而贱轻，贵厚而贱薄，

---

① 蕲（qí 其）：求。

② 熊罴（pí 皮）：罴，熊的一种，为棕熊。熊与罴，原指两种猛兽。《诗·小雅·斯干》："维熊维罴，男子之详。"后以"熊罴入梦"为祝人生男子语。

贵苍而贱嫩。故唇短嘴小者不堪，此子嗣之部位也。耳小轮薄者不堪，此肾气之外候也。声细而不振者不堪，此丹田之气本也。形体薄弱者不堪，此藏蓄之宫城也。饮食纤细者不堪，此仓廪血海之源也。发焦齿豁者不堪，肝亏血而肾亏精也。睛露臀削者不堪，藏不藏而后无后也。山根唇口多青气者不堪，阳不胜阴，必多肝脾之滞逆也。脉见紧数弦涩者不堪，必真阴亏弱，经候不调，而乏生生之气也。他如未笄①之女，阴气未完；欲盛之妇，所生多女。

情性和者，调经自易；情性妒者，月水不匀。相貌恶者形重，颜容美者福薄；肉肥胜骨者脂满子宫，骨瘦如柴者子宫无血。又有虎头熊项、蜂目豺声、横面竖眉者，必多刑克。泼悍奸阴、险恶刻薄者，均不利于子嗣。求嗣者，不可不急讲也。

子嗣专责男子

子嗣有无之责，全归男子，而世俗专主妇人，此不通之论也。《易》曰：坤道其顺乎，承天而时行。夫地之生物，不过顺承乎天，则母之生子，亦不过顺承乎父而已，安可以妇人为主耶？若以妇人为主，试观富贵之家，侍妾已多，其中岂无经水当期，而无病者乎？有已经前夫频频生育，而娶以图其易者，顾亦不能得胎。更遣与他人，转盼生子者，岂不能受孕于此，而能受孕于彼乎？是以子嗣之有无，责专男子。无论老少强弱，俱要神足，神足全凭寡欲，寡欲则不妄交合，积气储精，待时而动，一举而成。世人不察，以小产专责之母，不育专付之儿，寿夭专诿之数，不亦谬乎？盖少年生子，多有羸弱者，欲动而

---

① 笄（jī 积）：指女子十五岁可以盘发插笄的年龄。笄，古代的一种簪，用以固定头发。

精薄也；老年生子，反多强壮者，欲少而精全也。又交接时，不可大肆出入，密密揉之可也。若大肆出入，胎风自不能免矣。故年老人得子，多不受风者，为不能大肆出入故也。又受胎后，切不可再与之交，一恐伤胎暗产，一恐生子胎毒为患也。是男子必先自治，而后及妇人则几矣。

求嗣必先养精

种子之法，男子必先养精，女子必先养血。今人之无子，往往勤于色欲，岂知施泄无度，阳精必薄，纵欲适情，真气乃伤，妄欲得子，其能孕乎？夫男主乎施，女主乎受，一施一受，胎孕乃成。今所施者，全非先天浓郁之气，不过后天渣滓之物，纵使阴受可化，而实乏阳施之用矣。故求嗣者，毋伤于思虑，毋耗其心神，毋意驰于外而内虚，毋志伤于内而外驳，毋以酒为色媒，毋以药而助火，清心寡欲，安神惜精，静养日久，气足神完，依时而动，其一点先天之真精，生气勃然，随阳之痿而溢出，自万举而万当矣。《内经》云：阴平阳秘，精神乃治；阴阳离决，精气乃绝。老子曰：必清必静，毋摇尔精。《人镜经》曰：精气盛，则生二男。盖谓此也。

养精须寡欲

种子之法，古人言之不少。《广嗣诀》以经期方止，子宫正开，宜及时布种。《道藏经》以月信止后，单日属阳成男，偶日属阴成女。李东垣以经断一二日感者成男，四五日感者成女。朱丹溪以受气于左子宫为男，受气于右子宫为女。《圣济经》以左动成男，右动成女。《褚氏遗书》以血裹精成男，精裹血成女。诸说纷纷，各成其是，而终无十全之效。所谓效获十全者，寡欲是也。寡欲则不妄交合，聚精会神，待时而动，亦何求而不得欤。然寡欲必先清心，心主血而藏神，心有所动，神即外驰，外虽未泄，精已离宫，即肾气亦随之而内乱。轻则梦遗淋浊，重则杨梅结毒，即幸而获免，其交会之际，毫无静一清宁之真气，所泄之物，尽是腐浊而已，安能化育成胎哉！心为一身之主，诚能扫尽邪思，兼用静工存养，无令火动，俟阳精充实，依时而合，一举而成。是以寡欲则神完，不唯多子，抑亦多寿。

养精须节劳

夫精成于血，不独房劳损吾之精，凡日用事物之间，其伤吾精者甚多。如目劳于视，则血以视耗；耳劳于听，则血以听耗；心劳于思，则血以思耗。吾随事而节之，则血得其养，而与日俱积矣。

养精须息怒

肾主闭藏，肝主疏泄，二脏皆有相火，而其系上属于心，心君火也。怒则伤肝而相火动，动则疏泄者用事，而闭藏者，不得其职，虽不交合，亦暗流而潜耗矣。

养精须戒酒

饮食之类，人之脏腑各有所宜，似不必过为拘执，唯酒为不宜。盖胎种先天之气，极宜清楚，极宜充实，而酒性淫热，非唯乱性，亦且乱精。精为酒乱，则湿热其半，真精其半耳。精不充实，则胎元不固；精多湿热，则他日痘疹、惊风、脾败之患率已基于此矣。故求嗣者，必严戒之，与其多饮，不如少饮，与其少饮，尤不如不饮，此胎元之大机也。若醉后入房，精荡而随薄矣。

养精须慎味

经曰：精不足者，补之以味。然肥浓之味不能生精，唯淡泊之味乃能补精耳。

夫万物皆有真味，调和胜则真味失。不论荤素，蒸煮得法，自有一种冲和恬淡之气，食之自能养精。盖食物甚多，唯五谷为得五味之正，故煮粥饭熟后，上面有厚汁融成一团者，皆米之精液所聚也，食之骤能生精，试之有效。人能行是数者，非特为求嗣之良方，亦可为摄生之妙术矣。

炼精之法

炼精全在肾家下手，内肾一窍名元关，外肾一窍名牝户。真精未泄，乾体未破，则外肾阳气至子时而兴，人身之气与天地之气相应。精泄体破，而人身阳生之候渐迟，有迟至丑，迟至寅，且有迟至卯而始生者，更有终不生者，始与天地不应矣。炼之之诀，须于夜半子时，披衣起坐，两手搓极热，一手将外肾兜住，一手掩脐心而凝神于内肾，久久行之而精旺矣。

君相二火须知

君火在心，心其君主也；相火在肾，肾其根本也。然二火相因，无声不应。故心宜静，不静则火由欲动，而自心挑肾，先心后肾者，以阳烁阴，出乎勉强，勉强则气降，而丹田失守，已失元阳之大本。肾宜足，肾足则阳从地起，而由肾及心，先肾后心者，以水济火，本乎自然，自然则气升，而百脉齐到，斯诚化育之真机。故轻薄之夫，每从勉强，故多犯虚劳，不利子嗣。忠厚之士，常由自然，故品物咸亨，何患后人。求嗣者，亦务阳道之真机则得矣。

男女情兴

男女和悦，彼此情动，而后行之，则阳施阴受而胚胎成，是以有子。若男情已至而女心未动，则玉体才交，琼浆先吐，阳精虽施而阴不受矣。若女情已至而男志或异，则桃浪徒翻，玉露未滴，阴血虽开而阳无入矣。阴阳乖离，成天地不交之否，如之何能生万物哉？

种子时候

天地生物，必有氤氲之时，万物化生，必有乐育之候。猫犬至微，将受孕也，其雌必狂呼而奔跳，以氤氲乐育之气触之，而不能自止耳。此天地之节候，生化之真机也。妇人于经尽之候，必有一日，子宫内挺出莲花蕊子，气蒸而热，神昏而闷，有欲交接不可忍之状，此受精结胎之候也。于此时逆而取之则成丹，顺而取之则成胎。但妇人每含羞不肯言耳，男子须预告之，令其自言，则一举即中矣。

进火妙诀

玉湖须浅泛浅则女美，重载却成忧深则女伤，阴血先参聚女血先来，阳精向后流男精后至，红花含玉露血裹精则生男，平步到瀛洲直上成胎。

男有三至

男女未交之时，男有三至者：谓阳道奋昂而振者，肝气至也；壮大而热者，心气至也；坚劲而久者，肾气至也。三至俱足，女心之所悦也。若痿而不举，肝气未至也，肝气未至而强合，则伤其筋，其精流滴而不射矣；壮而不热者，心气未至也，心气未至而强合，则伤其血，其精清冷而不暖矣；坚而不久者，肾气未至也，肾气未至而强合，则伤其骨，其精不出，虽出亦少矣。求嗣者，所贵寡欲清心，以①养肝、心、肾之气也。

女有五至

男女未交之时，女有五至者：面上赤起，眉靥乍生，心气至也；眼光涎沥，斜视送情，肝气至也；低头不语，鼻中涕出，肺气至也；交颈相偎，其身自动，脾气至也；玉户开张，琼浆浸润，肾气至也。五气俱至，男子方与之合，而行九浅一深之法，则情洽意美，无不成胎矣。

女有五伤

交合之时，女有五伤：一、阴户尚闭不开，不可强刺，刺则伤肺；二、女兴已动，男或不从，兴过始交，则伤心致经不调；三、以少阴而遇老阳，玉茎不坚，举而易软，女情不畅，则伤肝，必至盲目；四、经水未尽，男强逼合则伤肾；五、男子酒醉交战，茎物坚硬，久刺不止，女情已过，阳兴不休，则伤腹。五伤之候，安得有子？

女有五候

娇吟低语，心也；合目不开，肝也；咽干气喘，肺也；两足或屈或伸，仰卧如尸，脾也；口鼻气冷，阴户沥出黏滞，肾也。五者快美之极，男子识其情而采之，不独有子，且有补助之益。

迟速异势

阴阳情质，禀有不齐，精固者常迟，精不固者常速。迟者嫌速，则犹饥待食，及咽不能；速者畏迟，则犹醉添杯，欲吐不得。迟速不侔，何以成胎？故以迟遇速，宜出奇，由径勿逞

① 以：原作“心”，据《竹林女科证治》改。

先声；以速遇迟，宜静以自持，挑而后战，则适逢其会矣。

强弱殊情

阳强阴弱，则畏如蜂虿，避如戈矛；阳弱阴强，则闻风而靡，望尘而北。强弱相凌而势不能敌，何以受孕？然抚弱有道，必居仁由义，务得其心，克强固难，非聚精会神，安夺其魄？诚得此法以治之，则强不足畏，弱不足虑矣。

童稚不孕

方苞方萼生气未舒，甫童甫笄天癸未裕，曾见有未实之粒可为种，未足之蚕可为茧乎？强费心力，即曰姑俟异日，而年衰者，其能待乎，是坐失其时而已矣。

交合避忌

男女交合，古法当避丙丁日，及弦晦朔望日。然为艰嗣者计，似可不拘。若大风大雨，大雷大雾，严寒酷暑，以及天地晦冥，日月薄蚀，虹霓地震之际，此天地之震怒，四时不正之气，犯则损男百倍，令女得病。纵然有子，亦必癫痴、顽愚、喑哑、聋聩、挛跛、盲眇，多病短寿，不孝不仁，此其宜避忌者一也。又日月星光之下，神庙佛寺之中，井灶圊厕之侧，冢墓尸柩之傍，以及沉阴危险之地，皆不可犯，此其宜避忌者又一也。夫交合知避，则有福德大智善人降宅胎中，仍令性行和顺，家道日隆，非唯少疾，亦必聪明俊秀而多寿。若不避忌，则愚痴奸诡恶人来宅胎中，仍令性行凶险，家道日消，非唯残疾，亦必飞灾横祸而夭枉。祸福之应验如影响，可不慎欤！

暗产须防

胎元初成，形如珠露，此其橐籥①无依，根荄②无地，巩之则固，决之则流。故凡受胎之后，极宜节欲，以防泛溢。而少年纵情，罔知忌惮，往往恃强而不败，或既败而复战。当此之时，主方欲静，客不肯休，无奈狂徒敲门撞户，顾彼水性热肠，有不启扉而从，随流而逝者乎。斯时也，落花与粉蝶齐飞，火枣共交梨并逸，合污同流，已莫知其昨日孕而今日堕矣，朔日孕而望日堕矣，随孕随堕，本无形迹。盖明产胎已成形，小产必觉，而暗产胎仍似水，直溜何知？故衏术家③多无大产，以小产之多也。娶娼妓者多无子息，以其子宫滑而惯于小产也。

余尝见世之艰嗣者，问其阳事，则曰能战；问其功夫，则曰尽通；问其意况，则怨叹曰人皆有子我独无。夫岂知人之明产，而己之暗产耶？此外，如受胎三、五、七月，而每有堕者，虽衰弱之妇多有之，然必由纵欲不节，致伤母气而堕者，为尤多也。故凡恃强过勇者多无子，以强弱之自相残也；纵肆不节者多不育，以盗损胎元之气也。岂悉由妇人之罪哉？求嗣者，思患而预防之，则庶乎其可矣。

蓄妾之法

无故置妾，大非美事，凡诸败坏，无不由之。若年老妻衰无后为大，则势有不得不置者，然置之易而蓄之难，则蓄之贵得其法也。一则蓄之不可过严，盖主母见妾，大都非所乐从，

---

① 橐龠（tuó yuè 沱越）：源于老子《道德经》。橐籥者古之鼓风用之袋囊。其比喻为天地宇宙乾坤变化之象。内中空虚而生机不已，动静交织而无穷无尽。

② 荄（gāi 该）：草根。

③ 衏（yuàn 院）术家：旧指演杂剧或院本的艺人。

是以或多嗔怒，或多骂詈，或因事责其起居，或假借加以声色，是皆常情之所必至者。而不知产育由于气血，气血由于情怀，情怀不畅则冲任受伤，冲任受伤则胎①孕不受，故蓄之不可过严也。一则妾室宜静宜远，宜少近耳目者为妙。盖私构之顷，男子宜锐，女子宜受，一锐一受皆由于气，当此之时，专则气聚而直前，是以宜子，怯则气馁而不摄，何以成胎？然勇怯之由，其权在心，心之所至，气亦至焉。心有疑惧，则心不至，气即不至矣。倘临期惊有所闻，则气在耳而不及器矣；疑有所见，则气在目而不及器矣；或忿或畏，则气结在心而不至器矣。气有不至，则如石投水，而水则无知也。且两阵交锋，最嫌奸细之侦伺，一心无二，何堪谗间以相离，此妾室所以贵乎静且远也。然此二法，亦不过为锦囊无奈者设耳，倘有高明贤淑，唯宗祧之是虑，不为不妒，而且相怜，则愈近愈慰，而远之之说，岂近人情？苟其不然，则虽有蓄之之名，而终无蓄之之实，虽置妾有何益哉？

种子药食宜慎

种子之方，本无定轨，因人而药，各有所宜。寒者宜温，热者宜凉，滑者宜涩，虚者宜补，去其所偏，则阴阳和而生化著，是即种子之奇方也。今人不知此理，而但知传方，岂宜于彼者，亦宜于此耶？且或见一人偶中，而不论己之宜否，而偏听如神，竞相制服，一若张冠李可戴也。况所传种子之方，大抵兴阳壮热之品居多，甚至煅炼金石，及制取毒秽悍劣诸物，炫诡矜奇，但助房中之乐，不顾丧身之祸，求嗣者所宜慎也。

① 则胎：原作“胎则”，据文义乙正。

男子艰嗣病源

疾病之关于胎孕者，男子则在精，女子则在血，无非不足而然。凡男子之不足，则有精滑、精清、精冷，或临事不坚，或流而不射，或梦遗频数，或便浊淋涩，或好女色，以致阴虚，阴虚则腰肾痛惫；或好男风，以致阳极，阳极则亢而亡阴。或过于强固，强固则胜败不洽；或素患阴疝，阴疝则肝肾乖离。此外或以阳衰，阳衰则多寒；或以阴虚，阴虚则多热。是皆男子之病，不得尽诿之妇人也。倘得其源而医治之，则事无不济矣。

妇人不孕病源

妇人所重在血，血能构精，胎孕乃成。欲察其病，唯于经候见之。欲治其病，唯于阴分调之。盖经即血也，血即阴也，阴以应月，故月月如期，此其常也。及其为病，则有或先或后者，有一月两至者，有两月一至者，有枯绝不通者，有频来不止者，有先痛而后行者，有先行而后痛者，有淡色、紫色、黑色者，有瘀而为条、为片者，有精血不充而化作浊带者，有元气下陷而变为崩漏者，有子宫虚冷而阳气不能生化者，有血中伏热而阴气不能凝成者，有血癥气瘕、子藏不收、月水不通者，皆真阴之病也主治之法详载调经上、下两卷。夫真阴既病，则阴血不足者不能育胎，阴气不足者不能摄胎。摄育之权，总在命门，以命门为冲任之血海，而胎以血为主，血不自生，而又以气为主，是皆真阴之谓也。故凡补命门，或气或血，皆可谓之补阴，而补阴之法，即培根固本之道也。凡自壮至老，乃人人之所不可缺者，而况为先天后天之肇基，舍是无以用其力矣。是以调经种子之法，亦唯以填补命门，顾惜阳气为主。然精血之都在命门，而精血之源又在二阳心脾之间。盖心主血，养心则养血，脾胃主饮食，健脾胃则气布，二者胥和，则气畅血行。此情志饮食，又当先经血而为之计者，无非补阴之源也。使不知本末先后，而妄为之治，则乌足以言调经种子之法。

种子误治辨明

阳精之施，阴血能摄，精成其子，血成其胞，胎孕乃成。今妇人无子，皆由血少不能摄精。血少固非一端，然必调补阴血，使无亏欠，乃可成胎。俗医不察，悉谓子宫虚冷，投以辛热之药，煎熬脏腑，血气沸腾，经来必转紫黑，渐成衰少。始则饮食骤进，久则口苦而干，诸证蜂起，焉能成胎。纵然生子，亦多不寿。

男子阴虚艰嗣

男子真阴不足，不能滋养营卫，渐至衰弱，或虚热往来，自汗盗汗，或神不守舍，血不归原，或虚损伤阴，或遗淋不禁，或气虚昏晕，或眼花耳聋，或口燥舌干，或腰酸腿软，凡精髓内亏，津液枯涸等证，均宜速补左肾之真阴，宜左归丸。

左归丸

熟地黄八两，捣膏　山药姜汁炒　枸杞子　山茱萸去核　鹿胶炒珠　龟胶炒珠　菟丝子制。各四两　川牛膝酒蒸，三两

上为末，蜜丸桐子大，食前淡盐汤送下百丸。若真阴失守，虚火炎上者，宜用纯阴至静之品，去枸杞、鹿胶，加女贞子、麦冬各三两；火烁肺金，干枯多嗽者，加百合三两；夜热骨蒸，加地骨皮三两；小水不利不清，加茯苓三两；大便燥结，去菟丝子，加肉苁蓉三两；气虚，加人参四两；血虚微滞，加当归四两；腰膝酸痛，加杜仲盐水炒三两；脏平无火，而肾气不充

者，去龟胶，加破故纸三两，莲肉去心、胡桃肉各四两。

男子精少艰嗣

精少者，虽能射入而精必衰薄。盖胞胎之口大张，而些少之人，何能餍①足，势必随入而随出矣，宜固本丸。

固本丸

菟丝子酒制　熟地黄酒蒸，捣　干地黄酒浸，捣　天门冬去心，酒浸　麦门冬去心，酒浸　五味子　茯神各四两　淮山药微炒，三两　莲肉去皮心　人参去芦　枸杞子各二两

上为末，蜜丸梧子大，每服八九十丸，淡盐汤下。

男子瘦弱艰嗣

男于诸虚百损，肌肉消瘦，耳聋目暗，宜无比山药丸。

无比山药丸

山药二两　菟丝子三两，酒浸　五味子拣，六两　肉苁蓉四两，酒浸　杜仲酒炒，三两　牛膝酒浸蒸　熟地黄　泽泻　山茱萸　茯苓　巴戟肉　赤石脂各一两

上为末，蜜丸。每服五十丸，食前，米饮下。

男子精薄艰嗣

男子嗜欲不节，施泄太多，以致肾虚精薄，不能直射子宫，宜梦熊丸。

梦熊丸

黄芪蜜炙，四两　黄鱼鳔胶蛤粉炒珠，一斤　沙苑蒺藜八两，马乳浸蒸熟，焙

上为末，蜜丸，每服八十丸，空心，温酒下。

---

① 餍（yàn 厌）：满足之意。

男子精滑艰嗣

男子精气不固，或梦遗频数，或便浊淋沥，遗泄太多，是以无子，宜种子丹。

种子丹

莲须拣金色者，四两　山茱萸去核，三两　覆盆子二两，去蒂　龙骨煅，水飞，五钱　芡实米四两　沙苑蒺藜取净末四两，再筛极细末二两入药，仍有粗末，用水熬膏

上为末，熟蜜四两，和蒺藜膏为丸，空心，淡盐汤下。

男子精清艰嗣

男子精气清冷，或房劳过伤，以致肾水欠旺，不能直射子宫，宜固本健阳丹。

固本健阳丹

熟地黄　山茱萸各三两　巴戟肉二两　菟丝子拣净　川续断酒浸　远志肉制　蛇床子炒。各两半　茯神　山药酒蒸　牛膝酒洗　杜仲酒炒断丝　当归身酒洗　肉苁蓉酒浸　五味子　益智仁盐水炒　鹿茸酥炙。各一①两　枸杞子三两　人参二两

上为末，蜜丸梧子大，空心，淡盐汤下，临卧再服。

男子精冷艰嗣

男子阳旺，则能直射子宫。若阳痿精冷，宜菟丝丸；若肾气不能通利，宜五子衍宗丸。

菟丝丸

菟丝子酒浸蒸

① 一：此字原脱，据广益石印本、章福记石印本补。广益书局铅印本作“二”。

研末，雀卵清为丸梧子大，每服七十丸，空心温酒下。若年至五十而阳痿者，菟丝子一斤，加天雄四两面裹煨熟，去皮脐，童便制为末，同丸服之尤效。

五子衍宗丸

枸杞子八两　菟丝子酒煮，八两　五味子一两　覆盆子去蒂，四两　车前子炒，二两

为末，蜜丸，空心，白汤下九十丸。

男子精寒艰嗣

男子精寒，肾中之精寒也，精虽直入子宫，而元阳不足，则阴无以化，是以不孕，孕而多女也，宜毓麟珠。

毓麟珠

熟地黄　当归　菟丝子制。各四两　淮山药姜汁制　枸杞子　胡桃肉　巴戟肉　鹿角胶　鹿角霜　杜仲酒炒　山茱萸去核　川椒去目　人参　白术蜜炙　茯苓　白芍酒炒。各二两　川芎　炙甘草各一两

上为末，蜜丸梧子大。空心，白汤下，每服七八十丸。

男子虚寒艰嗣

男子脾肾虚寒，饮食少①思，发热盗汗，遗精白浊，真气亏损，肌体瘦弱等证，宜还少丹。

还少丹

熟地黄四两　山药　山茱萸　杜仲姜汁制　枸杞子各二两　牛膝酒浸　远志姜汁浸炒　肉苁蓉酒浸　北五味　川续断　楮实子　舶茴香　菟丝子制　巴戟肉各一两

---

①　少：章福记石印本、广益铅印本作“不”。

上为末，蜜丸，每服五十丸，空心，淡盐汤下。

男子阳痿艰嗣

男子年迈乏嗣，阳痿精衰，不能酣战，以动女之欢心，或临垆而兴已栏，或对垒而戈忽倒，女子之春心正浓，而男子之浩欢顿起，何以玉种蓝田耶，宜赞育丹。

赞育丹

熟地黄八两，蒸捣　白术蜜炙，八两　当归　枸杞子各六两　杜仲酒炒　仙茅酒蒸一日　巴戟肉甘草汤炒　山茱萸去核　淫羊藿羊脂拌炒　肉苁蓉酒洗，去甲　韭子炒黄。各四两　蛇床子微炒　附子制熟　肉桂各二两

上为末，蜜丸服。或加人参、鹿茸更妙。

男子阳虚艰嗣

男子元阳不足，或先天禀衰，或劳伤过度，以致命门火衰，不能生土，而为脾胃虚寒，饮食少进，或呕恶膨胀，或反胃噎膈，或怯寒畏冷，或脐腹疼痛，或大便不实，泻利频作，或寒在下焦而水邪浮肿，总之真阳不足者，必神疲气怯，或心跳不宁，或四体不收，或眼见邪祟，或阳衰无子，皆宜速培右肾之元阳，宜右归丸。

右归丸

熟地黄八两，捣膏　山药姜汁炒　枸杞子微炒　鹿角胶炒珠　菟丝子制　杜仲姜汁炒。各四两　当归　山萸肉各三两　肉桂　附子制熟。各二两

上为末，蜜丸弹子大。每早嚼服二丸，白汤下。如阳衰气虚，加人参五六两；阳虚精滑，或带浊便溏，去当归，加补骨脂炒三两；飧泄不止，加北五味、肉豆蔻面炒，去油各三两；饮

食减少，或不易化，或呕恶吞酸，皆脾胃虚寒之证，加干姜炒黄三两；腹痛不止，加吴茱萸汤泡炒二两；腰膝酸痛，加胡桃肉连皮四两；阴虚阳痿，加巴戟肉四两，肉苁蓉酒浸三两，或加黄狗外肾一副酒煮烂，捣入。

男子火盛艰嗣

火盛者，相火太甚，过于久战，则女情已过而男精未施，及男精施而女兴已败，又安能生育耶？宜补阴丸。

补阴丸

黄柏盐酒炒　知母盐酒炒。各四两　熟地黄酒蒸，捣　龟板酥炙。各六两

上为末，用猪脊髓蒸熟，和蜜丸如梧子大，每服五六十丸，空心淡盐汤下。

男子阳极艰嗣

男子相火炽盛，烁伤真阴，以致阳极，阳极则亢，或过于强固，强固则胜败不洽，是以无子，宜延年益嗣丹。

延年益嗣丹

人参三两　天冬酒浸，去心，三两　麦冬酒浸，去心，三两　熟地黄酒蒸，捣　生地黄各二两　茯苓酒浸，晒干，五两　地骨皮酒浸，五两

上加何首乌半斤，米泔浸透，竹刀刮去皮，切片，置砂锅内，入黑羊肉一斤，黑豆三合，量着水，上用甑箅，箅上铺放何首乌，密盖勿令泄气，蒸一二时，以肉烂为度，取出晒干为末，蜜丸梧子大，空心，温酒下七八十丸。

男子鸡精艰嗣

男子玉茎包皮柔嫩，少一挨即痒不可当，故每次交合，阳

精已泄，阴精未流，名曰鸡精，宜壮阳汤。

壮阳汤

蛇床子　地骨皮各等分

煎汤熏洗，并用手擦，但洗时必令其举方妙。若手重擦破，不必惊骇，过一二日即可复旧，一日熏洗数次，盖取其皮老耐久耳。

妇人虚弱不孕

妇人气血俱虚，经脉不调，或断续，或带浊，或腹痛，或腰酸，或饮食不甘，瘦弱不孕，宜服毓麟珠一二斤，即可受胎。凡种子诸方，无以加此。

毓麟珠

人参　白术蜜炙　茯苓　白芍酒炒。各二两　川芎　炙甘草各一两　当归　熟地黄各四两　菟丝子制，四两　杜仲酒炒　鹿角霜　川椒各二两。去目

上为末，蜜丸弹子大，空心，嚼服一二丸，白汤下，或作小丸吞服。如经迟①腹痛，加破故纸酒炒、肉桂各一两，甚则再加吴茱萸汤泡，炒五钱；如带多腹痛，加破故纸酒炒一两，北五味五钱，或加龙骨醋煅一两；如子宫寒甚，或泄或痛，加附子制熟、干姜炮各数钱；如郁怒气不顺而为胀为满者，加香附酒制二两，甚者再加沉香五钱；如血热有火，经早内热者，加川续断、地骨皮各二两，或另以退剂暂清其火，而后服此，或以汤引，酌宜送下。

妇人脏寒不孕

妇人五脏虚损，子宫冷惫，赤白带下，盗汗短气，畏寒恶

---

① 经迟：广益石印本作“经期”。

冷，宜续嗣降生丹。此方无怪诞克伐之品，且温且固，凡血海虚寒者，服之必佳。但温力有余，补力不足，倘益以人参、白术、熟地黄、川芎、炙甘草各一两，则温补赞育之功非浅鲜也，因名曰加味续嗣降生丹。

续嗣降生丹

当归酒洗　杜仲酒炒　茯神　益智仁　龙骨煅　桂心　吴茱萸汤泡　干姜半生半熟　川椒去目　乌药炒。各一两　白芍酒炒　川牛膝酒浸　半夏制　防风　秦艽　石菖蒲去毛　北细辛　桔梗各五钱　朱砂一钱，用大附子一枚，脐下作窍，入朱砂于内，面裹煨热，取出朱砂，为末，去附子不用，研细水飞　牡蛎大片者，童便浸四十九日，每五日一换，取出，用硫黄一两为末，酒和涂遍，用皮纸糊实，米醋浸湿，外以盐泥固之，候干，用炭五斤，煅过为末，每料只用二两，余可收储，留下再用

上为末，酒煮糯米糊丸，梧子大，朱砂为衣，每服三十丸，渐加至八九十丸，空心白汤下。

妇人形肥不孕

痰气盛者体必肥，肥则下体过胖，子宫缩入，难以受精。即或男茎长健，鼓勇而战，精直射入，而湿由膀胱，必有泛滥之患，宜涤痰汤吞送涤痰丸。

涤痰汤

当归酒洗　白术蜜炙　白芍　半夏制　香附米　陈皮　甘草各一两　茯苓四两　川芎七钱五分

分作十剂，每剂姜三片，水煎，吞服涤痰丸。

涤痰丸

白术二两，蜜炙　半夏制　川芎　香附米各一两　神曲炒　茯苓各五钱　橘红四钱　甘草二钱

上为末，粥丸。每服八十丸，热加黄连、枳实麸炒各一两。

妇人瘦弱不孕

妇人瘦弱，多由血少不能受孕，宜常服大补丸。

大补丸

天冬去心　麦冬去心　石菖蒲　茯苓　人参　益智仁　枸杞子　地骨皮　远志肉各等分

为末，蜜丸桐子大，空心，酒下三十丸。

妇人素弱不孕

妇人受胎，必气足血充而后能养。倘气虚则阳衰，血虚则阴衰，气血两虚，则胞胎下坠，而不能升举，小产之不免也，宜八珍益母丸。

八珍益母丸

人参　白术蜜炙　茯苓　川芎各一两　当归　熟地黄各二两　甘草蜜炙，五钱　白芍醋炒，一两　益母草四两，五、六月采取，只用上半截带叶者，不见铁器，晒杵为末

上为末，蜜丸弹子大，空心，白汤下一丸，或作小丸亦可。脾胃虚寒多滞者，加砂仁姜汁炒一两；腹中胀闷，加山楂肉米饭上蒸熟一两；多郁者，加香附酒制一两。

妇人相火盛

相火旺者，过于焚烧枯燥之土，又苦草木难生，况火盛耐战，男精早泄，而女兴未浓，何以成胎？宜一阴煎。

一阴煎

干地黄　熟地黄各三钱　白芍　麦冬去心　丹参各二钱　牛膝一钱五分　甘草一钱

水二盅，煎七分服。火盛烦躁，加龟胶二钱；气虚，加人参一二钱；心虚不眠，加酸枣仁、当归各一二钱。

妇人脾胃寒

脾胃虚寒，则带脉必然无力，精即直射子宫，又安能胜任耶？宜补中丸。

补中丸

川芎　当归　黄芪蜜炙　白术蜜炙　人参　白芍　杜仲盐水炒　川续断　阿胶炒珠　五味子炒。各一两　甘草蜜炙，五钱

上为末，蜜丸，白汤下。

妇人气郁不孕

妇人思郁过度，致伤心脾冲任之源，血气日枯，渐至经脉不调，何以成胎？宜合欢丸。

合欢丸

当归　熟地黄各三两　茯苓　白芍各一两五钱　酸枣仁炒　远志肉制。各一两　香附酒炒　炙甘草各八分

上为末，蜜丸，白汤下。气虚，加人参一两。

妇人血滞不孕

妇人血虚经滞，蓄积不行，小腹疼痛，久不成胎，宜五物煎。

五物煎

当归　熟地黄各三钱　白芍酒炒，二钱　川芎　肉桂各一钱

水煎服。气滞，加香附制一钱；阴虚疝痛，加小茴香一钱；水道不利，加泽泻一钱；呕恶，加干姜一钱。

妇人经乱不孕

妇人经水不调，气血乖和，不能受孕，或生过一胎之后，停隔多年，宜种玉酒，服至百日，即能受孕。如气血不足，经滞痰凝者，服至半年，自能见效。

种玉酒

全当归五两，切片，此能行血凉血　远志肉五两，甘草汤洗，此能散血中之滞，行气消痰

上二味，用稀夏布袋盛之，甜酒十斤，安药浸之，密封口，浸过七日后，临卧温服，随量饮之，切弗间断，服完再制。

又经净后，每日用青壳鸭蛋一个，针刺七孔，蕲艾五分，水一碗，将蛋安艾水碗内，饭上蒸熟，食之。每月多则吃五六个，少则吃二三个亦可。

妇人经水不调

妇人唯经水为育嗣之期，经水不调，即非受孕之兆，纵使受之，亦不全美，宜大生丸。此通治调经之剂也。若赤白带下，久不受孕，宜调经种玉丸。若阴虚不孕，宜加味地黄丸。若经行腹痛，宜坤厚资生丸。

大生丸

熟地黄酒蒸　当归身各四两　续断盐水炒　阿胶蒲黄末炒珠　杜仲盐水炒　丹参炒。各二两　黄芪蜜炙　白芍酒炒　延胡索炒　川芎各一两五钱　广皮五钱　香附四制者。各一两

上为末，蜜丸，每服三钱，空心白汤下。行经时加二钱。若先期色紫，改为煎剂，一两改作一钱，加黄芩八分，姜三片，水煎，空心服，临卧再服。若后期色淡，加肉桂、熟艾、干姜各五分，生姜三片，水煎服。若经未至而腹痛，则用丹参一两，为末，黄酒下二钱。俱以经尽为止，仍常服前丸。

调经种玉丸

香附四制　杜仲姜汁炒。各八两　川芎　白芍　当归身　干地黄　陈皮　小茴香酒炒　玄胡索微炒　肉苁蓉酒炒　青皮陈者，麸炒　乌药炒　枯黄芩酒炒　乌鲗鱼骨酥炙。各四两

共为末，醋和面糊为丸，每服百丸，空心好酒下。一方无地黄、陈皮，有人参、黄芪各三两。

加味地黄丸

熟地黄四两　山萸肉　山药各二两　牡丹皮　茯苓各一两五钱　泽泻　香附童便制。各一两　蕲艾去筋，醋炙，五钱

为末，蜜丸，每服七十丸，白汤下。

坤厚资生丸

熟地黄　当归酒蒸。各四两　白芍酒炒，三两　川芎酒蒸，一两五钱　丹参酒蒸，三两　茺蔚子酒蒸，四两　香附四两。醋、酒、姜汁、盐水各浸各炒，各一两　白术四两，蜜水炙黄

为末，以益母草八两，酒水各半，熬膏，和蜜为丸，每服四钱，空心白汤下。月经先期，脉数，属热，加生地黄、牡丹皮。后期厥冷，脉迟，属寒，加肉桂。将行腹痛，是气滞也，加乌药、木香。食少气虚，面色皖白，四肢无力，是气血两亏也，方内香附减半，加人参、黄芪、茯神、远志肉、酸枣仁。

保　婴

拭　口　法

婴儿出胎，口有恶物，即胎毒也。须于啼声未出之前，急用软帛或用丝绵裹手指，蘸甘草汤甘草少许，用沸汤泡汁，以淡为妙，不宜太甜，遍拭口中，去其秽浊，贵在神速，迟则咽下，致生诸病。若母气素寒，小儿清弱，及产时收生迟慢，致受风寒者，宜以淡姜煎汤拭口，最能去胃寒，通神明①，并可免吐泻之患，

① 神明：原作“明明”，据广益石印本、章福记石印本、广益铅印本改。

此法最妙。世俗不察，而以为婴儿体热，宜遵古法，用甘草、黄连浓煎汁拭口者，不知黄连大苦大寒，而小儿以胃气为主，若初生而与以大寒，致损胃气，则他日作泻作呕，由此起矣。但淡姜汤唯不宜于夏月耳。

开　口　法①

婴儿初生，即拭去口中恶物，随用胡桃二枚油者勿用，去壳及皮取肉，嚼极细烂，用稀绢或薄纱包如枣核大，安儿口中，使吮其汁，非独和中，且能养脏，最佳法也。若母气多热，小儿肥盛者，宜用牛黄五厘，朱砂五厘水飞，研极细末，热蜜调匀，薄绢包如枣核大，与吮为佳，极能辟痰邪，去秽恶，除热安神，庶免惊痫之患。若婴儿清弱者，不宜用。又经验方中，用橄榄核一枚烧灰存性，研极细末、朱砂五分水飞，和匀，外用生芝麻一撮，口嚼细，津吐和药，绢包如枣核大，与之吮取，下肠胃秽毒，令儿少疾，及麻痘亦稀少也。此唯母体素强，婴儿体实者宜之。

断　脐　法

子在腹中，胞胎十月，只于脐中与母通气。虽出胞胎，其脐中所通之气犹未尽绝，断脐之后，招风致病者有之。其法必须先用热汤浴过，不使水气入内，然后方断脐带，则不伤水生病。断脐须将汁令尽，否则寒湿入腹，或作脐风。又须于近脐四五寸处，以绵扎紧，以帛包裹，以口咬断，盖扎紧，则儿血不贯于脐带，自然萎缩不胀而易下，即或延缓数日，亦无大害。口咬，则断脐不犯乎刀剪，自无冷气内侵，可免脐风吊痛之虞。

① 法：原作“方”，据目录及上下文义改。

如或天时寒冷难产，母子劳伤者，先扎脐带，以油纸捻点火烧断，令暖气入儿腹中，此又为起死回生之妙法。近用艾叶灸脐亦妙。所留脐带不可太长，太长则难干而伤肌，且恐引外风入腹，变为脐风。亦不可太短，太短则逼内而伤脏，或致成腹痛而夜啼。只以儿之足掌为度。

裹脐法

裹脐须将脐带盘作一团，用枯矾末掺于带上，用新棉花约厚半寸封盖，外用软绢裹束，缓急得中，急则令儿吐。日日须要照看，勿令儿尿浸湿。又不可轻意频解，解时须闭户下帐，勿令见风，仍以枯矾末敷之。若脐湿烂不干，或用枯矾五钱，龙骨煅、黄丹各一钱，麝香少许，研末敷之，或用乱发烧灰敷之。若夏月宜用黄柏末敷之。

浴儿法

三朝浴儿，用五枝汤极妙。五枝即桑枝、桃枝、槐枝、榆枝、柳枝也。各取嫩技二三十节，长三寸，煎汤，候冷热得中，入猪胆汁洗之，不犯生水，周岁内可免疮、疥、丹毒之患，且避恶邪。但北方生儿多不洗浴，每以旧绵拭净，故儿多壮实。若冬月严寒，则不必洗；若春月、秋月，不妨迟以十日半月，择晴明和暖之日，于无风房内浴之为妥。而世俗不察，无论天时，但以三日为浴儿之期，甚或以小儿体热，每遇澡浴，即令久坐汤水之中，以致风冷外伤，水湿内渗，变成风搐，可不戒哉！又婴儿初生，两乳必有饼子，须时常揉撮提捏，以散为度。若浴儿时，即将两乳头各捏一把亦妙。

护儿法

婴儿初生，肌肤未实，衣服宜随寒热加减，但令背腹常暖为佳。春、夏、秋宜单衣，不宜暖衣，暖则筋骨软弱，易发疮疡。冬月宜旧絮，不宜新绵，新则汗出表虚，腠理不密，易受风寒。平日宜见地气，尤宜频见风日。若藏于重帏密室，不见地气风日，则筋骨柔软，易致损伤。尝见富贵之子，重裀叠被，日在怀抱之中，虽数岁未能行走，时染灾病。而田舍之儿，终日暴露，或饥或寒，绝无他病，亦可知爱儿之不在姑息矣。歌曰：养子须调护，看承莫纵驰，乳多①终损胃，食壅即伤脾。被厚非为益，衣单正所宜，无风须见日，寒暑顺天时。真妙诀也。又冬月严寒，不与烘火，唯以加衣厚暖，可无火毒诸患。又衣服被衲，日晒日收，不宜在外夜露。书曰：天上有飞星恶鸟，不可干犯，小儿染着戾气，生无辜疾，啼叫不绝，速宜换下。即将衣服雨则醋炭烘之，晴则太阳照之。

乳儿法

乳儿不可太饱，太饱则满溢而成呕吐。若太饱，以空乳吮之即消。凡初乳，须先捏去宿乳，而后与之。夏月不去热乳，令儿呕逆；冬月不去冷乳，令儿咳嗽。若夜间乳儿，须以手臂枕之，令乳与儿头平，则儿不噎。母欲寐，即夺其乳，恐睡熟，则不知饱足而成呕吐也。若母有妊，乳儿必患胎黄；母大醉，乳儿必患惊热；母伤饱，乳儿必患喘急；母新房，乳儿必患疳瘦；母大怒，乳儿必患癫狂；母新吐，乳儿必患虚羸。又夏月盛热，母浴后即与儿乳，令儿热毒成痢，必须熟揉良久，方可乳儿。又乳后不可与食，食后不可与乳，乳食相并，则难克化，结于胸中作痛，大抵成癖、成疳、成积，皆由于此。若父母交合之时，儿卧在旁，惊醒啼哭，不可即与乳吮，盖气乳未定，

① 多：原作“冬”，据广益铅印本改。

多致杀儿。须静片时，然后与之。又平日儿啼，不可闻啼即抱即乳，须常令啼哭，则胎中所受热毒由此而散，胎中惊气由此而解。期月①之间，可免重舌、木舌、口噤、胎风、胎热之患。

养儿诀

婴儿初生，未剃胎发，不与戴帽，则自幼至长，难于伤风，永无鼻塞拖涕之患。又不得用油腻手绷裹，春忌覆头裹足，夏忌饮冷食水，冬忌火炙衣服。至于饮食，小儿气血俱盛，食物易消，故食无时。然肠胃尚脆而窄，故小儿以乳为主，三岁后方可食糕饼，五岁外方可食荤腥，则一生永无脾胃之疾。若稠、黏、干、硬，一切鱼肉、水果、湿面，烧炙、煨炒、煎煿、发热难化之物，皆宜覆禁绝。妇人无知，畏其啼哭，无所不与，积成痼疾，虽悔何及。语云：惜儿须惜食，吃热莫吃冷，吃软莫吃硬，吃少莫吃多。真妙法也。又夜卧不得令儿枕臂，须作一小枕，或绿豆，或通草，或灯心，或菊花，皆可装入，令儿枕之，兼左右附之，可近乳母之侧，切忌乳母鼻风吹儿囟门，致成风病。又衣衾②须露儿头面，若一向仰卧，恐成惊疾，须时时更动之。

又小儿衣服，须用七八十岁老人旧裤旧袄，改作小儿衣衫，真气相滋，令儿有寿，且无疾病。若富贵之家，切不宜新制绫罗绸缎、新绵皮袄之类与小儿披身。若太温暖，则筋骨柔弱，不唯易病，抑且折福。

又怀抱小儿，宜常着地气，使儿皮肤坚固。又天气和暖，抱之使见风日，则气血坚刚，可耐风寒。又夜卧及怀抱之，忌

① 期月：指整月。

② 衾（qīn 亲）：被子。

竖头，易生惊风。

又养子十法须知：一要背暖，二要肚暖，三要足暖，四要头凉，五要心胸凉，六要勿见怪物，七脾胃常要温，八啼未定勿使饮乳，九勿服轻粉、朱砂，十少洗浴。人能行是数者，何患婴儿不登仁寿之门。

抱 儿 法

婴儿形骸虽具，筋骨甚柔，气质未实，如木之柔条软梗，可使或曲或直，或俯或仰也。故百日之内，不可竖抱，竖抱则易于受惊，且必头倾项软，有天柱倒侧之虞。半岁以前不可独坐，独坐则风邪入背，脊骨受伤，有龟背伛偻之疾。

择乳母法

乳母宜节饮食，饮食下咽，乳汁便通。情欲动中，乳脉便应。病气到乳，汁必凝滞，儿得此乳，疾病立至。凡择乳母，须精神爽慧，性情和悦，肌肉充肥，无诸疾病。知寒温之宜，又能节饮食，乳汁浓白，则可以饲儿。又乳母饮食，不可食太酸咸，及频饮酒。然饮食之择所系犹小，唯乳母禀受之厚薄，性情之缓急，骨相之坚脆，德行之善恶，儿能速肖，所系甚大，宜谨择之。

藏胎衣法

胎衣以清水浴过，又以清酒浴之，入钱一文于衣内，盛以新瓶，青布裹口，待满一月之后，择天德月德，天恩吉日，于向阳高燥处，掘地三尺埋之，须坚筑勿令有损，俾儿康强，不可忽略。

回 气 法

婴儿初生，气欲绝不能啼，必因难产，或胃寒所致。急用衣服包置怀中，未可遽断脐带，且将胞衣置炭火上烘之。仍作大纸捻蘸麻油，点火于脐带下，往来遍熏之，令暖气入腹内，更以热醋汤泡①洗脐带，须臾气回，啼哭如常，方可断脐带。或用蕲艾灸脐带亦妙。

遍身无皮

婴儿初生，遍身无皮，但见红筋红肉，此因母受胎以后，久处高楼，不沾地气故也。用纯黄土研极细末，纳绢袋轻轻扑之，一日三四次，以皮生为度。或用白糯米粉扑之亦可。

遍身水泡

婴儿初生，遍身如鱼泡，状似水晶，碎则流水。以密陀僧为末，掺之。

足趾向后

婴儿初生，两足趾尽向后曲。此因乳母有妊，两足患疮，不能行走，日为盘坐，儿在母腹，一气相通，形随气变，故亦是。宜用软绵卷作棍子，细儿膝后弯内，另用丝瓜汤常洗熨之，日久筋长舒展，则自能伸。

不　啼

婴儿初生不啼，因肛门有脂皮塞住，不能出声，急用银簪尖刺破作孔，以油纸捻插入孔中，不令再塞②，即能出声，啼哭亦如常矣。

悬　痈

婴儿初生，不啼不乳，奄奄如死者，急看儿口中前腭上，

---

① 泡：原作“汤”，据广益石印本、广益铅印本改。
② 塞：原作“令”，据章福记石印本、广益铅印本改。

有泡如石榴子，名曰悬痈。宜以指抓破出血，勿令咽下，急以绢拭净恶血，更用乱发烧灰存性，掺之，即能通声吞乳。若恶血入喉，必死。

马　　牙

婴儿初生，七日内面赤喘急，啼声不出，口不饮乳，名曰马牙。急看齿龈上，有小泡如粟米状，以银针挑破出血，取桑树内汁滤清涂之，即瘥。或用薄荷汁磨墨，以青绢裹指蘸墨擦破，勿饮乳，一时许即愈。

鹅口白屑

婴儿初生，百日内口中生白点无数，拭之即去，少顷复生，口角流涎，日夜啼哭不乳，此胎热也，宜用甘草、黄连等分煎汤，以帛裹指，拭去恶血，取桑树中白汁涂之。或用白杨树枝烧取沥涂之，立愈。再以辰砂益元散，灯心汤调下，则不复作。

乳　　蕈

婴儿牙龈生白泡子，名马牙。口中有肉，高肿如菌，名乳蕈，皆致不能吃乳。

急以青帛裹指，抓破出血，拭净。轻者以京墨涂之，重者宜用僵蚕三条炒，人中白四分，冰片少许，研末擦之，略停半时，用绢蘸茶洗净再擦，一日三四次，即愈。若未愈，再加硼砂、血竭、青黛各三分，儿茶一分五厘，药珠一分，各为细末，和入前药，每日洗擦三四次，无不愈者。一方用马齿苋根瓦上焙干，少加雄黄，研末，吹之。

重　　舌

婴儿舌根肉壅肿叠出，短少如舌，名曰重舌。宜用苦竹沥浸黄柏末点舌上，即消。如不效，蒲黄末掺之。

木　舌

婴儿舌尖肿大，塞满口中，或僵硬如木，不能转掉，名曰木舌，宜用薄荷叶、细辛[①]叶共煎茶，露一宿，青绢裹箸上，蘸药抹上。或用蓖麻子去壳取肉，捣烂，以纸捻蘸蓖麻油，点火吹灭，以烟熏之，即消。若舌下有如蝼蛄，或如卧蚕者，急于肿突处砭去其血，乃用釜底墨，以盐、醋调敷，或井华水调亦可，或单用蒲黄研末刷上，其肿自退。

弄　舌

婴儿舌出，掉动如蛇，名曰弄舌。盖舌乃心苗，心宁则舌静，心扰则舌乱，心脾蕴热，故弄舌也。轻者灯心煎汤服，重者黄连煎汤，频频与服。

夜　啼

婴儿夜啼不止，有寒、热、惊、滞四因。寒则脾气虚寒，阴盛于夜，故腹中作痛，面青手冷，曲腰而啼，不思乳食，宜钩藤饮。热则心火烦躁，脸红便赤，口热腹暖，仰身而啼，见灯火则愈甚也，宜生脉散方见后“惊啼”条中。滞则过用乳食，停滞作痛，邪实无虚，而腹拒按者，宜消食丸。若泄泻，不乳而啼者，脾肾虚弱也，宜六神散。若吐泻交作，不乳而啼者，脾胃虚寒也，宜五君子煎。若大便不化，食少腹胀而啼者，脾气虚弱也，宜五味异功散。

钩藤饮

钩藤钩　茯神　茯苓　当归　川芎　木香各一钱　甘草五分

上每服二钱，姜、枣为引，水煎服。若心经有热，面红便

---

① 辛：文宜石印本脱；章福记石印本作“茶”。

赤者，去木香，加朱砂一钱，木通汤下。

消食丸

砂仁　陈皮　神曲炒　麦芽炒　三棱　蓬术各五钱　香附炒，一两

上为末，面糊丸麻子大，白汤下，量儿加减。

六神散

人参　白术蜜炙　山药炒。各五钱　炙甘草二钱　茯苓　白扁豆炒。各一两

上为末，每服三钱，姜、枣，水煎服。

五君子煎

人参二钱　白术蜜炙　茯苓各一钱　炙甘草一钱　干姜炒，一钱

水一盅半，煎七分服。

五味异功散

人参　白术蜜炙　茯苓　炙甘草　陈皮各一钱

姜、枣为引，水一盅半，煎七分服。

惊　啼

婴儿肝气未充，胆气最怯。凡耳闻骤声，目视骤色，虽非大惊卒恐，亦能怖其神魂。醒时受怖，寐则惊惕，或振动不宁，或忽尔啼叫，皆神怯不安之证。治宜安神养气为主，宜独参汤、团参散。若微烦热者，生脉散；热甚者，导赤散。

独参汤

人参二两

水二盅，煎至八分，温服，日服二次。

团参散

人参　当归各等分，同为末　猪心一个，切作三片

上先取猪心一片，煎汤调药末二钱服，或水煎亦可。

生脉散

人参五钱　麦冬去心　五味子各三钱

水煎服。

导赤散

生地黄　木通　甘草各等分

上加竹叶二十片，水煎服。一方加人参、麦冬。

脐　风

婴儿断脐后，宜用厚帛裹护，若乳母不慎，或因浴水入，或儿尿浸湿，或当风解视，遂成脐风。面赤喘急，啼声不出，脐肿腹胀，不能饮乳，小腹必发青筋一道，行至肚腹，生两了叉，若行至心，则不治矣。急以艾叶一团，灸其筋头上，并两了叉尽处，青筋消去便活。若因水湿所伤，脐肿湿烂，宜用赤石脂、枯白矾研极细末掺之。若脐肿突出，赤肿而痛，或肿硬如盘，宜用田螺三个，捣烂，入麝香少许，调涂脐上，须臾再易，肿痛立消。

噤　口

口噤者，又名噤口风。其证眼闭口噤，不能饮乳，啼声如鸦，或舌上聚肉，如粟米状，大小便皆通。但口噤面赤多啼，口不吐白沫，与撮口异。宜用天南星为末，加冰片少许，以指蘸姜汁抹药涂擦，牙龈立开；或用牛黄，以竹沥调服一匙，随以猪乳滴于口中，亦可。口既开，用白僵蚕略烘为末，蜜调涂口内，仍以艾灸脐；或口中有白泡，急宜擦破，去其毒水，桑树白汁涂之。

撮　口

撮口者，唇撮聚而不开，面目青黄，啼声不出，气自喘急，口吐白沫。宜用紫苏、前胡、僵蚕各五钱，水煎频服，以口开为度。开后切弗即令吮乳，或用生地黄、生姜、葱白、萝卜子、田螺肉，共捣烂，摊贴脐上四围一指厚，用帛束住，下屁泄而愈。

感　冒

婴儿气血未充，腠理不密，最易感冒风寒。若初觉发热，不必服药，但于其熟睡之时，夏以单被，冬以棉被，蒙头松盖，勿壅其鼻，但以稍暖为度，使其鼻息出入皆此暖气，少顷则微汗津津，务令上下稍透，则表里通达，而热自退矣。若寒天衣被冷冽，汗不易得，则轻搂贴体，而上覆其面，则无有不出汗者，此至妙之法也。若寒邪甚者，两三微汗之，无有不愈者。此法行于寅卯时，则汗易出而效尤速。但汗后尤易招风，更宜小心遮护，不可以其汗而忽之也。又婴儿受风，鼻塞不能吮乳，体弱不宜发散者，唯用大天南星为末，生姜自然汁调成膏，贴于囟门即愈。或以草乌、皂荚为末，葱汁捣膏，贴于囟门亦妙。

吐　乳

婴儿受寒吐泻，若不早治，必成慢惊，宜用小丁香、陈皮各五分，水煎服。慢惊宜用蔻、砂仁各七粒，生甘草、炙甘草各一钱，为末，常掺入儿口中即止。若吐乳直出不停留者，宜用炒麦芽二钱，橘红一钱，丁香三分，水煎服。

呕吐不乳

婴儿初生，呕吐不乳，乃秽恶入口，热乘于心，心得热而散流于胃，湿热相搏，故作呕吐也。宜用黄连、枳壳、赤茯苓等分为末，蜜丸梧子大，乳汁调化一丸，灌入即止。或用木瓜、生姜等分，水煎服，亦妙。

眼　闭

婴儿初生，月内或月外两目红赤涩闭，肿烂不开，以蚯蚓泥捣涂囟门，干则再换，不过三次即愈。或用生南星、生大黄等分为末，醋调涂两足心，亦妙。

口角流涎

涎自口角流出，而滞于颐间，名曰滞颐。此由脾冷涎多，脾虚不能摄津，水泛为涎，甚则溢出，渍滞颐间，湿淫红赤。宜用白术土炒焦、陈皮、青皮、炮姜各五分，半夏制、丁香、木香各一钱，为末，面糊丸如黍米大。一岁服十丸，米汤下。亦有脾热而然者，宜用白术蜜炙、滑石水飞各五分，白扁豆炒、茯苓、石斛各三分，黄连二分，葛根一分半，甘草一分，为末，灯心汤调下，每服一钱。

赤游丹毒

婴儿初生，遍身发丹毒赤肿，游走不定。此由妊母嗜食热物，血热流胎，毒蕴腠理；或烘晒热衣，即与包裹，柔嫩肌肤，感受热毒所致也。宜用细针随血晕周围，刺出恶血最妙；芭蕉根捣汁涂之，冬月畏冷，隔水炖温可也。或用蛴螬虫捣汁涂之，或用沟渠中小虾捣烂涂之。若用寒凉涂之不效者，用伏龙肝即灶心土研末，鸡子清调敷。若遍身壮热不安，宜用荆芥穗、防风、黄芩各一钱，犀角镑末、甘草各五分，牛蒡子微炒四钱，水煎，时时与服即愈。若患丹瘤，宜用蓖麻子五粒去壳研末，入面一匙，水调涂之。

蛤　蟆　瘟

婴儿胸腹光亮，色如水晶，脏腑俱见，名曰蛤蟆瘟。用大蛤蟆六只，将四足扎起，以蛤蟆肚皮安放水晶色处，抚摩几次，置于小儿脐上。再用第二只亦如前法，更换六只，其病自痊。但蛤蟆眼内有酥射人，宜以绢遮其眼，用毕宜放之。

胎　黄

婴儿初生，遍身金黄，此母受热而传胎也。若身热便闭，口不饮乳，啼哭不止，宜用生地黄、当归、天花粉、白芍、川芎各一钱，水煎，母子同服。一方无白芍、川芎、当归，有茵陈。

胎　赤

婴儿初生，月内遍身红赤，肌若涂丹，此胎中热毒也。内服生地黄、天花粉、连翘去心、甘草各一钱，外用蓝叶、浮萍、水苔捣烂绞汁，调朴硝土炒研涂之。

胎　青

婴儿初生，面色或白或青，此胎中受寒也。生下感风，四肢厥冷，大便青黑，腹作盘肠疼痛，宜用当归、黄芪蜜炙、细辛、黄芩、龙骨煅，研、桂心、白芍各等分，为末，每服一钱，以乳调服，三服加减①。

走马牙疳

婴儿牙床腐烂，若一二岁已出牙者，甚至牙齿脱落，名为走马，言其急也。此热毒蕴结而然，凡病此者，大为凶证。宜用绿豆煎浓汁频服，使毒从小便出。外用人中白四分、铜绿醋制、杏仁各二分，冰片少许，为细末，敷患处。

舌　疮

婴儿口舌生疮，饮乳不得，宜用白矾研末，和鸡子清入醋

① 加减：广益铅印本作“即瘥”，义胜。

少许，调匀，涂儿足心，二七日愈。

腮　肿

婴儿两腮，肿硬有核，或在一边，名曰痄腮。用五倍子一个，湿纸包煨，烧灰存性，研末，鸡子清调敷。或用蜒蚰一条，银朱一钱，同捣烂，涂之亦可。

热　疮

婴儿体阳，多患热疮。用鸡子五枚煮熟，去白取黄，乱发如鸡子大一团和匀，安铁铫内，炭火熬之，初甚干，少顷即发焦，乃有液出，旋取置碗中，以液尽为度，取涂疮上，即以苦参研末敷之。

秃　疮

婴儿头患秃疮，用鸽子屎，新瓦上焙，存性，研末，麻油调搽，三次即愈。如疮靥堆起，先用清米泔水同葱白、川椒煎汤，洗去再搽，无不验者。

龟　背

龟背，乃初生时不能护背，风入脊骨，或令坐太早，亦致伛偻，背高如龟，多成痼疾，宜松蕊丹。

松蕊丹

松花粉　枳壳麸炒　防风　独活各一两　麻黄去节　大黄　前胡　桂心各五钱

上为末，蜜丸黍米大，米饮下十丸。

龟　胸①

龟胸乃肺热胀满，攻于胸膈而成。多由乳母过食五辛热物，

① 龟胸：此二字原脱，据目录及上下文义补。

及酒面过度，或夏月常饮热乳所致。宜百合丹。

百合丹

大黄七钱五分　天冬去心　杏仁去皮尖　百合　木通　桑白皮　枳壳麸炒　甜葶苈　石膏各五钱

为末，蜜丸绿豆大，白汤下五七丸。

外肾缩入

婴儿初生，外肾缩入，啼哭不止者，此胎中受寒，寒则收入也。用硫黄、吴茱萸各五钱，为末，大蒜汁调涂脐腹上，仍以蛇床子烧烟，微微熏之，即出。

阴囊光肿

婴儿阴囊肿大，坠下不收，宜用紫苏叶为末，敷患处，湿则干掺，干则香油调涂，虽皮溃而核欲坠者，亦愈。

二便不通

婴儿大小便不通，腹胀欲绝者，急令人温汤漱口，吸咂儿之前后心、脐心、两手足心共七处，每处吸咂五七口，取红色气透为度。气透则便自通，不尔则死。

小便不通

婴儿初生六七日，不饮乳，不小便，用葱白一寸，分作四片，乳汁半盅，同煎片时，取乳，分四次服，即通。

胎　疝

婴儿初生发疝，只见啼哭，不见病形，延至一周两岁，始知是疝，诸医不效。宜用麻枥树上鸳鸯果一对其果连树枝取下可辨真假，一对果可治三人、荔枝核七枚杵碎，煨、平地木三钱，水煎服即瘥，亦不复发。

木　疝

婴儿初生，其卵甚大，日久长成，恐变木疝。俟过满一月后，端午日午时，以脚盆盛热水，安于中堂，随抱小儿将卵放水内一浸，再将小儿抱到中门槛上中间，轻轻一搁，令卵上之水印痕于槛，将艾叶一团安在槛上湿痕处，灸三壮，其卵遂见收小如常，用之神效。

肛　肿

婴儿肠胃，流热下注，则肛门暴肿，宜用田螺数个，捣烂涂之，即消。

解　颅

婴儿头缝不合，状如开解，名曰解颅，此肾气不成也。盖肾主骨髓，而脑为髓海，肾气不成，则脑髓不足，故不合也。宜内服六味地黄丸方见后“脚软”条中，外贴三神散。

三神散

干姜七钱五分，炮　细辛　桂心各五钱

上为末，姜汁调敷囟上，以头巾裹护之，小儿面赤①。

囟　陷

婴儿囟门成坑，名曰囟陷。此因脏腑中有热，烦渴引饮，致成泄泻，则气血虚弱，不能上交脑髓，故囟陷如坑，不得平满。宜用黄狗头骨，炙黄为末，鸡子清调敷。

发不生

婴儿发不生者，因禀气血不足，不能荣于发也。宜用当归、

---

①　小儿面赤：广益石印本无此四字，疑为衍文。

干地黄、肉苁蓉、白芍各一两，胡粉五钱，共为末，蜜丸黍米大，黑豆汤下十丸，外用二三十丸磨化，涂擦头上，即生。

齿不生

婴儿齿不生者，由齿为骨之所终，髓之所养，禀气不足，则髓不能充，故齿久不生，宜用川芎、干地黄、当归、山药、白芍各一两，沉香五钱，甘草三钱，为末，白汤调下五分，外用药末干掺齿龈上，手指擦之，日二次。

头项软

婴儿头项软，乃天柱骨倒也。宜用白僵蚕去头、足、毛，炒为末，每服五分，薄荷汤调下，日三服。外用木鳖子三个，蓖麻子三十粒，俱去壳，研匀。先抱起儿头摩项上，令热贴之。

口软

婴儿口软，不能言，乃儿在胎中，母有惊惧，惊气入心包络，使儿心神不足，舌本不通。宜用石菖蒲、人参、麦冬去心、远志制、川芎、当归各二钱，乳香去油、辰砂水飞各一钱，为末，蜜丸麻子大，米饮下十丸，日三服。若三岁不能言，宜六味地黄丸方见后“脚软”条中，加鹿茸、五味子丸服。

手软

婴儿手软，乃手中无力，不能掉动也。宜用薏苡仁、当归、秦艽、酸枣仁、防风、羌活各五钱，为末，蜜丸芡实大，荆芥汤化下。

脚软

婴儿脚软难行，乃气血不充，骨髓不满，或肝肾俱虚。肝主筋，肾主骨，筋弱不能束骨，宜六味地黄丸，加鹿茸、牛膝、五味子、五加皮，久久服之。或虎骨丸亦佳。

六味地黄丸

熟地黄八两　山茱萸去核　山药各四两　丹皮　茯苓　泽泻各三两

蜜丸梧子大，空心，白汤下。

虎骨丸

干地黄　熟地黄　虎胫骨　酸枣仁　茯苓　肉桂　防风　当归　川芎　牛膝　黄芪蜜炙

上各等分，为末，蜜丸麻子大，木瓜汤下五丸。

断　乳　法

小儿二三岁时，欲断乳，宜用画眉膏。候儿熟睡时，将膏浓抹画儿两眉上，醒来自不吃乳，未效再涂，仍用墨搽头必效。凡断乳忌逢五、七日，宜用卯日及伏断日①。

画眉膏

山栀仁炒黑，三枚　雄黄　朱砂　轻粉各少许

上为细末，麻油调匀画之。

魃　　病

妇人先有小儿，未能行走，而母复有胎妊，使儿饮此乳，则作魃病。令儿黄瘦骨立，精神不爽，身体痿瘁。宜用伏翼即蝙蝠烧灰，研细，米饮调下五分，日四五次。急令断乳，随制交泰丹、神机丹相间服之，以转生机。

交泰丹

干地黄二两　山茱萸去核，酒炒　淮山药各一两　牡丹皮酒洗

---

①　卯日及伏断日：卯日，按天干地支纪日，遇卯的日子；伏断日，出自《玉匣记》，是按二十八星值日遇到哪个地支定为伏断日，以此来推算小儿断奶的日子。

远志肉甘草汤泡　泽泻酒浸一宿，晒干　石菖蒲桑枝拌蒸　茯神蒸。各七钱五分　龙骨煅，酒淬，水飞　龟板酒浸炙。各五钱

上为极细末，月内小儿服一分，逐月加一分，周岁服一钱二分，二岁服一钱五分，三岁服二钱，五岁以后服三钱，俱以开水调下，与神机丹间服。

神机丹

黄芪蜜炙，二两　白术蜜炙，三两　茯苓　白扁豆炒　建莲肉去心　薏苡仁炒　山楂肉各一两　炙甘草六钱　广陈皮六分　石菖蒲九节，去毛，桑枝拌蒸，一两六钱

上为极细末，白汤调下，分量与交泰丹同递加增。

继　病

母有妊乳儿，致儿有病如疟痢，他日生儿，亦相继腹大，或发或瘥，宜用百劳鸟毛一名鶪①，即博劳鸟也带之，或以红纱袋入夜明砂即蝙蝠屎于内，与儿佩之。

附：保产黑神丹

是丹有回天造命之功，其用甚广，其传甚稀。世所传如海南一勺及扬城乌金丸方，亦用陈墨为主，然与此方异。唯徐灵胎先生《洄溪医案》中，略举其概在瘀血上冲厥而不同一条曰：黑神丸，以陈墨为主，而以消瘀镇心之品佐之，为产后安神定魄、去瘀生新之要品，方亦未之出也。今从诸氏鸣皋《却病锦囊》中幸获全方，亟为录刊，广传于世。此药也，累世蓄之，或未必用，一旦求之，则难猝得，有室家者，依方预合，于以利己救人，同登仁寿，亦有裨于生生之一端焉。谨将本方及治证引

① 鶪（jú菊）：鸟名。

药，开列于后。

陈墨一锭。须觅顶上选烟，历百十年胶性全脱者，俟天雨时用新净梵器当空接取，是为无根水，洗净砚，男子手磨成浓汁，倾入净细大梵盘中，晒燥刮下研细待用。每料约用净墨粉四钱。墨汁易坏，用水勿太多，遇久雨及夏令更宜斟酌，霉雨异雨勿用　百草霜二钱。得陈者佳，须取近山沿海人家烧各种野草者，取烟时先扫尽火门上积烟，逐日扫下筛净研细待用。烧牛粪者最良，凡烧独种柴草者勿用，并勿误用锅煤　天麻二钱。要透明，切时勿用水泡，研细待用　淮小麦面粉二钱。距淮安府城西三十里外麦，方日间开花可用，筛净半入药中，余半糊丸　足赤大金箔五十页。以四十页研入药中，余俟丸成为衣

上药先各研极细，称准足份，再合和研匀，即将淮面粉打糊为丸打丸开水须俟凉定，金箔为衣，晒令极干，如芡实大，每丸约重一分，外用蜡壳封护。

宜择天医天月①二德等吉日，斋戒严洁，于净室中，焚香修合，得诵入保产神咒等诸经，虔礼斗忏②，尤著神验，忌手足不具人、妇女、孝服、一切荤秽及鸡犬等触犯。药工务宜预戒仆从，先须约束一切器用，俱要洁净。用此丸催生者，犯阴人手忌。

服药得愈，当量行善愿，以答神佑。

以后所开引药，如急证，猝不及购，俱用童便或白汤研送。

证轻者用药一丸，重者两三丸，用丸时剥去蜡壳。

凡治小产后诸证与正产同。

横生倒产，及一切难产，俱用黄酒或童便研送。

---

① 天医天月：天医，掌管疾病之事的星神；天月，民俗吉日。即按古法推算出的吉日。

② 虔礼斗忏（chàn 忏）：虔诚礼拜。

母脏热极熏蒸，致胎死腹中，坠于脐下，其证指甲青黑，面赤舌青此为胙①死的据，四肢厥冷，口角出沫，急用童便一杯或黄酒研送。若续用汤服更妙，冬葵子一两，怀牛膝三钱，煎。若一服不下，并可再服或三服。

胎衣不下，用黄酒或童便研送一丸，如再不下，用凉开水调百草霜数分，再送一丸即下。

产后忽然四肢发痉，口噤头摇，俗名产后惊风，因重所②，去血过多，肝风内致。用钩藤此味后煎、荆芥炭各五分，丹皮一钱，首乌藤二钱，煎汤冲入童便，研送两丸。忌鱼腥。痉证亦有由外感者，必数日前先有畏寒身热，当另求治法，勿误。

产后七日内，猝然厥冷，不省人事，并狂笑歌哭，神昏奇怪，诸证俱属败血冲心，乃极险极重之候。急用童便研化，先服两丸，再用真明琥珀五分研末，先煎、生蒲黄、五灵脂、广郁金各八分，煎汤冲入童便，一杯送一丸。如数日前先有畏寒身热，由渐而起，非猝然厥冷昏狂者，系外感证，当另求治法。

凡产后恶血上冲之证，并宜速用米醋一大盆，置产妇头边，淬入火炭，使醋气冲入口鼻，此法至稳至妙，虽有外感可用。

产后腹③腹胀胁痛，咳逆气喘，汗出如油，此败血逆冲心肺也。急用通草五分，桑白皮一钱，煎汤，冲入米醋，三匙研送。加旋覆花一钱五分，夏布包煎更妙。

产后喉肿气喘，急如猫声，或寒战咬牙，亦败血冲入心肺也。急用桑白皮一钱，煎汤，研送。桑白皮恐力薄，更加桃仁、杏仁各一钱，作引更妙。

---

① 胙：广益铅印本作“胎”，义胜。

② 因重所：广益铅印本作“因虚所致”，义胜。

③ 腹：广益石印本、广益铅印本作“肚”，章福记石印本作“胸”。

产后血晕，眼目昏黑，或寒战咬牙，由败血流入五脏，积于肝中也。急用红花八分，煎汤，冲入童便一杯，研送。

产后鼻黑及鼻衄，气血散乱，诸经虚热也。急用桑白皮一钱，煎汤，研，加地骨皮、茅草根各二钱更妙。

产后言语不出，手足不遂，由毛孔开张，风寒袭入所致，或由败血冲心者。用豆淋酒研送。

按：豆淋酒，用墨①大豆一合，即乌毛豆炒热，滚酒浸半刻，去豆用酒。

产后遍身生瘕，因三四日内强力下床，致伤产穴，或怒气冲伤五脏，初起眼涩口噤者，用豆淋酒研送。

产后三四日，起卧不得，眼花口干，心乱，不省人事者，用薄荷少许煎汤，冲入童便，研送。或血气未定，过食热物，致心闷口干，发热烦满者，用红花二三分，煎汤研送。

产后腰痛，四肢作痛，因百脉开张，败血随气流行，散于四肢。初得时肚热腰寒者，用铁秤锤，炭火烧红，淬热酒，研药和入，乘热送服。

产后中风口开口开一作口闭气急，半身不遂，并头痛寒热，均用童便研送。此条与前言语不出、手足不遂条相似，因有气急一证，故不用豆淋酒恶其升也。

产后血崩，头痛口干，心神恍乱者，用醋炒海螵蛸一钱，紫薇花五分，煎汤研送。或恶露成块，多瘀者，改用真红花五分煎汤研送。如血崩已缓，而头痛口干，心乱不瘥者，改用生鸡子黄一个，煎清汤研送。鸡子黄宜囫囵煎，则汁清而不滞。

产后腹痛难忍，按之得缓者，用酒水各半煎酒炒白芍一钱，

---

① 墨：广益石印本、广益铅印本作“黑”。

研送。若按之痛反甚者，改用元胡索一钱，以酒水各半煎汤研送。不饮者酒①宜减。素有肝气者用水煎。如痛而有块者，照后两条。

产后腹中生块，不时作痛，常聚不散，因房事太早，食硬卧冷所致者。用当归一钱，酒煎研送，并宜接服妇科回生至宝丹此丸杭城大药肆备之。若痛时有块，痛止即散者，属气分，改用青皮五分，川楝子一钱，水煎研送不用酒煎当归。

产后因过食冷物，心痛者，用茴香、真红花各五分，煎汤研送。

产后数日内，腹中血块攻痛，俗名兜枕痛，由于恶露不通，或通而甚少者，用山楂炭一钱，炒枯黑砂糖四钱，煎汤，冲入童便半杯，研送。此条当与前两条参看

产后黄肿头痛，四肢沉重，因食冷物触动败血，传入脾胃，变化作肿也，患者口枯体倦，用荆芥、槐角、棘针、真红花各三分，酒煎研送。忌鱼腥。

此丸所治以上各证，屡试屡验，其效如神。但用引不同，临服时必须照本对证，细查确切，不可大意，至要至要。

山阴陈钜堃又笙谨识

---

① 不饮者酒：广益石印本作“不饮酒者”。

校注后记

1. **作者查考**

本书有多个版本，无一例外地提到叶氏，或题叶桂撰，或冠以“叶天士”，据陈克正等医家考证，实非叶氏著作。

叶天士，名桂，号香岩，别号南阳先生。生于清代康熙五年（1666），卒于乾隆十年（1745）。江苏吴县（今苏州市）人。清代名医，四大温病学家之一。叶天士生前患者盈门，忙于诊治，无暇亲笔著述。《温热论》《临证指南医案》是他的门人和后人搜集、整理而成，其他题以叶天士的著述多系后人整理或冠名所为。

《叶氏女科证治》约成书于叶天士同一时期或稍后。托名叶天士是为使本书广泛传播。不过其中也确有不少叶氏妇科证治经验的载录。

2. **版本流传考**

本书印本有石印本和铅印本两种。石印本又有上海文宜书局本、上海鸿文书局本、上海文益书局本、上海广益书局本、上海章福记书局本、上海锦章书局本和上海著易堂书局本7种，铅印本有上海广益书局本和上海同仁书屋本2种。这里主要介绍底本、主校本和参校本。

（1）上海文宜书局石印本

上海文宜书局于清光绪二十七年辛丑（1901）、光绪三十四年戊申（1908）先后两次刊出石印本，浙江省中医药研究院有藏。此版本同时藏书于长春中医药大学图书馆、吉林省图书馆、沈阳市图书馆和苏州市中医医院图书馆。

该书封面题名为“叶天士女科诊治秘方”，扉页题“叶天士女科诊治秘方”，背面题“光绪戊申孟春上海文宜书局石印”。共4卷，每卷成册，目录及卷一、二、三、四首页右下角盖有“曹炳章藏书之印”印章。每页15行×37字，单鱼，双框，版框11.2cm×17.6cm。

（2）上海广益书局石印本

上海广益书局于1913年、1937年、1944年、1948年先后刊出石印本，中国中医科学院图书馆、四川大学医学图书馆、福建中医药大学图书馆、广东省立中山图书馆、广州中医药大学图书馆、贵阳中医学院图书馆、浙江中医药大学图书馆、浙江省中医药研究院图书馆、安徽省图书馆、江西省图书馆、上海中医药大学图书馆、湖北中医药大学图书馆、武汉大学图书馆医学分馆、陕西中医学院图书馆、郑州市图书馆有藏。

该书分上下两册，封面有书名及“雨苍巢隐藏书”印章。书名系毛笔书写，上册为“叶氏女科证治调经上”，下册为“叶氏女科保产上”。扉页题“叶天士女科诊治秘方上海广益书局印行”。首页为广告，上下平分，上为《校正串雅内外编》；下又分左右两列，右列为《中西医学图说》，左列上为书局地址、电话，以及北京、开封、长沙、汉口、广东五个书局的分设地址。共4册，每页20行×40字，单鱼，双框，版框12cm×17cm。

（3）上海章福记书局石印本

上海章福记书局刊印于1914年，首都医科大学图书馆、中国科学院国家科学图书馆、长春中医药大学图书馆、吉林省图书馆、湖南省图书馆、成都中医药大学图书馆、四川省图书馆、广东省立中山图书馆、广东省医学情报研究所、广州中医药大学图书馆、黑龙江省图书馆、黑龙江中医药大学图书馆、内蒙古中蒙医研究所图书馆、山东中医药大学图书馆、南通大学医学院图书馆、青岛市图书馆、苏州大学医学院图书馆、天津中医药大学图书馆和河南中医学院图书馆有藏。

该书封面题名为“叶天士女科诊治秘方”，扉页题“民国三年上海章福记书局印”，正文钤“吉林省图书馆藏书”。全1册，每页19行×40字，单鱼，双框，版框17.6cm×11.4cm。

（4）上海广益书局铅印本

上海广益书局于1937年、1940年、1948年均有铅印本刊出，北京大学医学部图书馆、首都图书馆、成都中医药大学图书馆、广东省立中山图书馆、安徽医科大学图书馆、内蒙古中蒙医研究所图书馆和上海图书馆有藏。

该书封面题名为“叶天士女科全书”。全书直排，字体楷体，每页16行×33字，版框12.7cm×18.2cm，内有序。

3. 内容特色

《叶氏女科证治》共四卷，分别论述调经、安胎、保产、求嗣及保婴，内容涉及经带胎产及新生儿护养，以及男子不育、小儿疾病的防治。本书不失为一本较好的妇科临床著作，具有很强的可读性和很高的临床实用价值。

（1）详列病证，条分缕析

卷一调经，论述百余种月经病证。其中，论月经延后，细分为月经后期、月经愆期、过期经行、形瘦经不调、形瘦过期经行、形肥过期经行、数月经行等；论经色异常，细分为经来色紫、经来色淡、经来如猪肝水、经来如屋漏水、经来如黄泥水、经来如铜绿水、经来全白色、经来成块如葱白色、经来臭如腐肉、经来如鱼脑髓、经来如牛膜片、经来下肉胞等；论痛经，细分为经来吊阴痛、经来小便痛、经来胁气痛、经来遍身痛、经前腹痛、经来腰腹痛、经来小腹痛、经来未尽腹痛、经来潮热气痛、经来尽后作痛、经后腹痛等，予以缕述。

闭经，书中称为经闭。按病因分述的有心虚经闭、脾虚经闭、形肥痰热经闭、形肥痰滞经闭、形瘦血郁经闭、形瘦血热经闭、过食生冷经闭、过食辛热经闭、房事触伤经闭、性急多怒经闭、气郁血滞经闭、师尼室寡经闭、妇女失志经闭等，按闭经兼夹证分述的有经闭浮肿、经闭腹大如鼓、室女经闭浮肿、室女经闭胀痛、室女实热经闭、室女虚热经闭、室女经闭腹痛、室女经闭劳嗽、室女经闭骨蒸等。

至于崩漏，分述崩漏标本证治、崩漏虚实证治、崩漏不止证治、郁气崩漏、肾虚崩漏、怒后崩漏、崩久不止、久崩成漏、崩后下白带、漏下不止等。

如此分类，围绕经事，对相关病证均有论及，可称精细入微。

卷二安胎，对妊娠宜忌论述颇多。涉及内容有禁房劳、小勤劳、戒生冷、慎寒温、知静养、戒恼怒、知调护、节饮食，以及饮食禁忌、药物禁忌。如妊娠宜小勤劳："妇人有孕全赖血以养之，气以护之，宜时常行动，令气血流通，筋骨坚固。胎在腹中习以为常，虽微闪挫不致堕胎。然非孕后方劳，正谓平日不宜过逸耳。若久坐久卧气血凝滞，后必难产。常见田家劳苦之妇，孕而不堕，正产甚易可证也。"

对于妊娠中出现的病证，分胎儿和孕妇两大类。胎儿相关病证除了安胎总论外，又设胎寒不安、胎热不安、胎虚不安、胎实不安、胎痿不长、胎气上逼、胎气攻心、胎气喘息、胎动、胎漏、痛胎、滑胎、胎热、胎寒、小产、半产、小产胞宫下陷条目。孕妇相关病证除了暗产须知、妊娠至宝外，设有恶阻、子气、子满、子肿、妊娠吐衄、妊娠脏躁、房劳伤胎、跌扑伤胎等，达六十种之多。

卷三保产，涉及妇女生产过程中的接生要求及可能出现病证的处理，并有产后病证的证治内容，含血块作痛、恶露不下、恶露不止、外感发热等五十余证。

（2）兼及男子小儿，内容全面

《叶氏女科证治》除了论述妇科相关病证外，对于影响妊娠的男子疾病和产儿的养护、小儿疾病的防治均有详述，内容颇为全面。

卷四求嗣，重点论述影响孕育期的妇女、男子及产儿相关病证。对于男子方面病证的论述，条分缕析，深刻细致。如论男子阴虚艰嗣，先作病因分析："男子真阴不足，不能滋养营卫，渐至衰弱"，再作症状描述："或虚热往来，自汗、盗汗，或神不守舍，血不归原，或虚损伤阴，或遗淋不禁，或气虚昏晕，或眼花耳聋，或口燥舌干，或腰酸腿软"，最后提出了"补左肾之真阴"的治法，列出左归丸方药。对左归丸的药物组成、制作方法和服用方法述之甚详，并有多种病证的加减用药。

保婴包括拭口法、开口法、断脐法、裹脐法、浴儿法、护儿法、乳儿法、养儿法、抱儿法、择乳母法等。至于小儿疾病的防治，内容尤其丰富，涉及不啼、悬痈、马牙、鹅口白屑等五十余种病证。如论夜啼："婴儿夜啼不止，有寒、热、惊、滞四因。寒则脾气虚寒，阴盛于夜，故腹中作痛，面青手冷，曲腰而啼，不思乳食，宜钩藤饮；热则心火烦躁，脸红便赤，口热腹暖，仰身而啼，见灯火则愈甚也，宜生脉散；滞则过用乳食，停滞作痛，邪实无虚而腹拒按者，宜消食丸。"在此基础上，对钩藤饮、消食丸等药物组成、服用方法作了介绍，颇便学习使用。

（3）证因方治，贯穿始终

《叶氏女科证治》的编写特点是以证为纲，述病证，析病因，陈方药，证因方治，贯穿始终。

卷一分列十三四岁至四九五旬经证，达二十个条目，论述女子从13岁到50岁各年龄段的经证。每一经证，先述证或作症状介绍，再分析病因，最后列出处方用药。如十三四岁经证，先陈述症状："室女十三四岁，天癸已行而忽不行，或发热，或疼痛，身体不宁，口苦面赤，寒热不定，头目晕花"；再作病机概括："此血脉壅阻也"；然后列出对证处方疏经汤、和气丸，并有具体用药、加减法、制作和服法介绍，颇有实用价值。

其所论述，认为13岁至18岁期间，女子经闭可因血脉壅阻，或误食生冷，或脾胃虚弱之故；19岁至41岁婚嫁而为人妇，可见赤白带下、痛经、崩漏、经闭、月经过多、经行诸症等证，多由感受外邪，或血虚胃热，或劳伤，或气血虚弱等所致；42岁至48岁期间，可见经闭不通，此为崩漏之兆，可因气血虚弱，或阴阳逆乱，血热妄行，或肝肾亏损所致；50岁后，天癸不竭而月经例行、不见他证者，为血之有余，不可用药止流。这对于把握不同年龄段月经病证的特点，指导辨证用药，是大有裨益的。

对于妊娠十月的胎形作逐月细述，同时分列各月养胎，给出了每一月份的养胎处方。对于十月怀胎中出现的相应病证，又分各月胎证进行论述，所述内容涉及出现的病证、对证处方及用药。如初月胎证："妇人月经一月不行，六脉平和，或见吞酸恶食，或见微寒微热，懒于举动，胎也。若六脉中见有病脉，便非。若知已有胎而恶心呕吐，不思饮食，惟养血安胎、理气健脾为第一要策，宜中和汤。若少妇初次怀胎一月满足，含羞不对人言，医者不识，误作阻经医治，致有头晕，呕吐恶心，饮食不进，腰腹疼痛，六脉浮紧，及体弱病后受胎，宜罩胎煎。”

又如论带下，陈述症状，分析病因，罗列方药，示人规范。如赤白带下证治：“带下令人不产育，宜急治之……赤者热入小肠，白者热入大肠，原其本皆湿热结于任脉，渗入膀胱，出于大小肠之分，溲出津液淋沥以下，故曰带下。轻则下而不多，重则下而无度，淋露日久，遂使精血干枯，肌肉消瘦。治当升阳益阴，则清浊自分，补脾养胃，则湿热自除。尤当断厚味，补元阳，而带下可止矣。”带下令人不产育，强调了带下病证及时治疗的重要性；湿热结于任脉，渗入膀胱，出于大小肠，此述带下病机；轻则下而不多，重则下而无度，淋露日久，肌肉消瘦，此述其病状表现。治法强调升阳益阴，补脾养胃，并提出了“断厚味”的调摄要求。赤白带经验方有药物组成、炮制方法、服用要求以及对证加减。

（4）析理中肯，影响深远

《叶氏女科证治》对于妇科病证及相关疾病的论述条分缕析，立论颇为中肯。如论经闭，可以说对举凡闭经的情况均有所概括，至于对病证的分析，颇有见地，且中肯綮。如心虚经闭：“妇女以血为主，血旺则经调，故治妇女之病，当以经血为先。而血之所主在心，盖心主血，肝藏血，脾统血，是心为气血之主，而脾为气血之本也。若忧虑伤心，心气虚耗，不能生血，脾乃心之子，脾失所养，则不嗜饮食，绝生化之源矣。且心虚无以制肺金来克木，而肝脏亏损则血不藏，以致经血干枯，不营经络，斯有血枯经闭之证，宜服补心汤。”

其论强调妇女以经血为本，心、肝、脾的功能直接影响到经血，而心为气血之主，忧虑劳损，伤脾及心，而心虚会进而影响到肺及肝的功能，终使血枯经闭，治法上强调补心。值得注意的是，虽谓“补心”，其组方人参、茯苓、熟地、当归、川芎、半夏、甘草、姜、枣益气调血，补养心脾，桔梗、枳壳、前胡清金，葛根、苏叶、木香疏利，兼顾到了心血的充养，脾胃的健旺，肺金的清肃，肝气的条达。

卷二载录两个和气散处方，其中一方治妊娠二月，妊妇劳力，触伤胎气，致胎不安；另一方治胎前胎气不和，恶阻吐逆，不思饮食，腹中作痛。两方用药轻灵，流散气机，降逆气，护胎气，宜于惯堕胎者，颇被推崇。

卷三载有安胎饮，用于妊娠七八个月后，或母有火，或起居不时，令胎不安，致动而痛，用药黄芪、杜仲、茯苓、黄芩、白术、阿胶、续断、甘草、糯米。主治妊娠七八个月后，或母有火，或起居不时，致动而痛。“七月胎证”中对于多次堕胎者，强调妊娠七月宜服安胎饮，其方用药白术、当归、条芩、苏梗、熟地黄、白芍、川芎、香附、砂仁、陈皮、甘草，水煎服。两个安胎饮，对当今妇科临床产生了较大影响。

本书方中许多方剂被后世多种妇科专著收录。这从一个侧面反映了《叶氏女科证治》方剂的影响及被广泛认可的事实。

总书目

医经

内经博议
内经提要
内经精要
医经津渡
素灵微蕴
难经直解
内经评文灵枢
内经评文素问
内经素问校证
灵素节要浅注
素问灵枢类纂约注
清儒《内经》校记五种
勿听子俗解八十一难经
黄帝内经素问详注直讲全集

基础理论

运气商
运气易览
医学寻源
医学阶梯
医学辨正
病机纂要
脏腑性鉴
校注病机赋
内经运气病释
松菊堂医学溯源
脏腑证治图说人镜经
脏腑图说症治合璧

伤寒金匮

伤寒考
伤寒大白
伤寒分经
伤寒正宗
伤寒寻源
伤寒折衷
伤寒经注
伤寒指归
伤寒指掌
伤寒选录
伤寒绪论
伤寒源流
伤寒撮要
伤寒缵论
医宗承启
桑韩笔语
伤寒正医录
伤寒全生集
伤寒论证辨
伤寒论纲目
伤寒论直解

伤寒论类方
伤寒论特解
伤寒论集注（徐赤）
伤寒论集注（熊寿试）
伤寒微旨论
伤寒溯源集
订正医圣全集
伤寒启蒙集稿
伤寒尚论辨似
伤寒兼证析义
张卿子伤寒论
金匮要略正义
金匮要略直解
高注金匮要略
伤寒论大方图解
伤寒论辨证广注
伤寒活人指掌图
张仲景金匮要略
伤寒六书纂要辨疑
伤寒六经辨证治法
伤寒类书活人总括
张仲景伤寒原文点精
伤寒活人指掌补注辨疑

诊　　法

脉微
玉函经
外诊法
舌鉴辨正
医学辑要
脉义简摩
脉诀汇辨
脉学辑要
脉经直指
脉理正义
脉理存真
脉理宗经
脉镜须知
察病指南
崔真人脉诀
四诊脉鉴大全
删注脉诀规正
图注脉诀辨真
脉诀刊误集解
重订诊家直诀
人元脉影归指图说
脉诀指掌病式图说
脉学注释汇参证治

针灸推拿

针灸节要
针灸全生
针灸逢源
备急灸法
神灸经纶
传悟灵济录
小儿推拿广意
小儿推拿秘诀
太乙神针心法
杨敬斋针灸全书

本　　草

药征
药鉴
药镜
本草汇
本草便
法古录
食品集
上医本草
山居本草
长沙药解
本经经释
本经疏证
本草分经
本草正义
本草汇笺
本草汇纂
本草发明
本草发挥
本草约言
本草求原
本草明览
本草详节
本草洞诠
本草真诠
本草通玄
本草集要
本草辑要
本草纂要
药性提要
药征续编
药性纂要
药品化义
药理近考
食物本草
食鉴本草
炮炙全书
分类草药性
本经序疏要
本经续疏
本草经解要
青囊药性赋
分部本草妙用
本草二十四品
本草经疏辑要
本草乘雅半偈
生草药性备要
芷园臆草题药
类经证治本草
神农本草经赞
神农本经会通
神农本经校注
药性分类主治
艺林汇考饮食篇
本草纲目易知录
汤液本草经雅正
新刊药性要略大全
淑景堂改订注释寒热温平药性赋
用药珍珠囊　珍珠囊补遗药性赋

方　书

医便
卫生编
袖珍方
仁术便览
古方汇精
圣济总录
众妙仙方
李氏医鉴
医方丛话
医方约说
医方便览
乾坤生意
悬袖便方
救急易方
程氏释方
集古良方
摄生总论
摄生秘剖
辨症良方
活人心法（朱权）
卫生家宝方
见心斋药录
寿世简便集
医方大成论
医方考绳愆
鸡峰普济方
饲鹤亭集方
临症经验方
思济堂方书
济世碎金方
揣摩有得集
亟斋急应奇方
乾坤生意秘韫
简易普济良方
内外验方秘传
名方类证医书大全
新编南北经验医方大成

临证综合

医级
医悟
丹台玉案
玉机辨症
古今医诗
本草权度
弄丸心法
医林绳墨
医学碎金
医学粹精
医宗备要
医宗宝镜
医宗撮精
医经小学
医垒元戎
证治要义
松厓医径
扁鹊心书
素仙简要

慎斋遗书

折肱漫录

济众新编

丹溪心法附余

方氏脉症正宗

世医通变要法

医林绳墨大全

医林纂要探源

普济内外全书

医方一盘珠全集

医林口谱六治秘书

识病捷法

温　　病

伤暑论

温证指归

瘟疫发源

医寄伏阴论

温热论笺正

温热病指南集

寒瘟条辨摘要

内　　科

医镜

内科摘录

证因通考

解围元薮

燥气总论

医法征验录

医略十三篇

琅嬛青囊要

医林类证集要

林氏活人录汇编

罗太无口授三法

芷园素社痎疟论疏

女　　科

广生编

仁寿镜

树蕙编

女科指掌

女科撮要

广嗣全诀

广嗣要语

广嗣须知

孕育玄机

妇科玉尺

妇科百辨

妇科良方

妇科备考

妇科宝案

妇科指归

求嗣指源

坤元是保

坤中之要

祈嗣真诠

种子心法

济阴近编

济阴宝筏

秘传女科

秘珍济阴

黄氏女科

女科万金方

彤园妇人科

女科百效全书

叶氏女科证治

妇科秘兰全书

宋氏女科撮要

茅氏女科秘方

节斋公胎产医案

秘传内府经验女科

儿　　科

婴儿论

幼科折衷

幼科指归

全幼心鉴

保婴全方

保婴撮要

活幼口议

活幼心书

小儿病源方论

幼科医学指南

痘疹活幼心法

新刻幼科百效全书

补要袖珍小儿方论

儿科推拿摘要辨症指南

外　　科

大河外科

外科真诠

枕藏外科

外科明隐集

外科集验方

外证医案汇编

外科百效全书

外科活人定本

外科秘授著要

疮疡经验全书

外科心法真验指掌

片石居疡科治法辑要

伤　　科

正骨范

接骨全书

跌打大全

全身骨图考正

伤科方书六种

眼　　科

目经大成

目科捷径

眼科启明

眼科要旨

眼科阐微

眼科集成

眼科纂要

银海指南

明目神验方

银海精微补

咽喉口齿

养　生

医案医话医论

养性轩临证医案

养新堂医论读本

祝茹穹先生医印

谦益斋外科医案

太医局诸科程文格

古今医家经论汇编

莲斋医意立斋案疏

医　　史

医学读书志

医学读书附志

综　　合

元汇医镜

平法寓言

寿芝医略

杏苑生春

医林正印

医法青篇

医学五则

医学汇函

医学集成

医学辩害

医经允中

医钞类编

证治合参

宝命真诠

活人心法（刘以仁）

家藏蒙筌

心印绀珠经

雪潭居医约

嵩厓尊生书

医书汇参辑成

罗氏会约医镜

罗浩医书二种

景岳全书发挥

新刊医学集成

寿身小补家藏

胡文焕医书三种

铁如意轩医书四种

脉药联珠药性食物考

汉阳叶氏丛刻医集二种